# ナチュラルビューティスタイリスト検定

公式テキスト

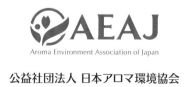

## ナチュラルビューティスタイリストとは

大地に根づき過酷な環境を生き抜いてきた植物には
私たちの心と身体を健やかにし、豊かな毎日を手助けしてくれるチカラがあります。

「ナチュラルビューティスタイリスト」は
植物のチカラに関する知識を持ち、
ライフスタイルのさまざまな場面に活用することで
身体の内側からも外側からも、美しく健康的に輝く人のこと。

たとえば、旬の食材を知って、
植物そのものの持つチカラを効果的に取り入れる。
体調の変化に合わせて、ハーブティーやアロマでケアをする。
そんな毎日を過ごせれば、心も身体も元気になって、きっと笑顔が増えるはず。

あなたも植物のチカラを取り入れて、
無理なく、楽しく、ナチュラルビューティをかなえてみませんか？

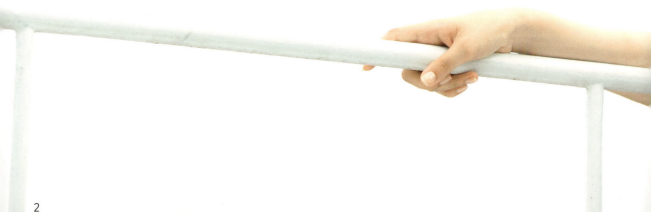

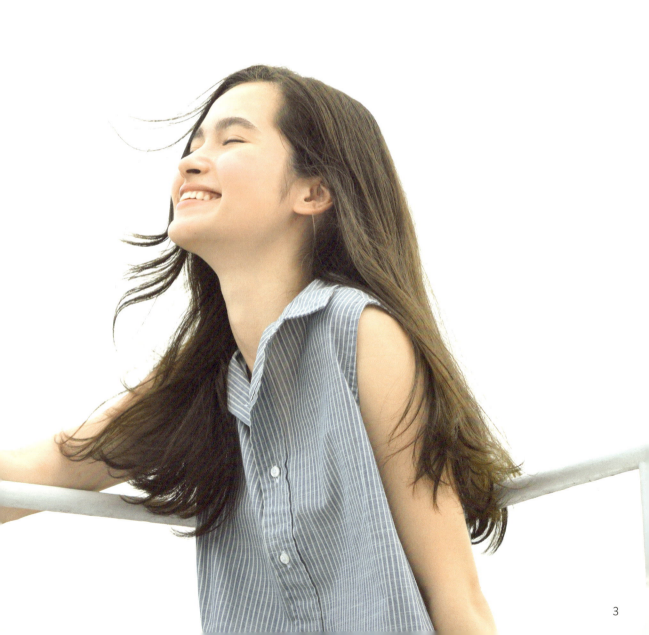

## 監修

本書ではさまざまな分野の専門家が監修に携わっています。
美容や健康に精通したスペシャリストの方々です。

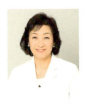

産婦人科医・医学博士
### 対馬ルリ子さん （つしまるりこ）

対馬ルリ子女性ライフクリニック銀座院長。弘前大学医学部卒業。東京大学医学部産婦人科学教室助手、都立墨東病院周産期センター産婦人科医長などをへて、2002年クリニックを開院。翌年には女性の健康維持を助ける医療（女性外来）を進める会「NPO法人 女性医療ネットワーク」を設立。全国の女性医師や医療関係者と連携し、女性の健康のための情報提供や啓蒙活動を行っている。現在、東京大学医学部大学院非常勤講師。

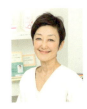

美容家・オーガニックスペシャリスト
### 吉川千明さん （よしかわちあき）

オーガニックコスメPRオフィス「ビオ代官山」代表。人事教育やインテリアの仕事をへて1991年に独立。日本初のジュリーク旗艦店を立ち上げ、数々のオーガニックサロンやショップ、漢方薬局のオープン・運営に携わる。2008年にビオ代官山を設立し、PR活動に加え、オーガニックブランドの教育やコンサルティングを担当。日本を代表する植物美容の第一人者。AEAJ認定アロマテラピーインストラクター。著書に『美しくなれる自然療法』（主婦の友社）など。

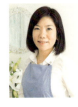

管理栄養士・料理研究家
### 松村和夏さん （まつむらわか）

広尾料理倶楽部主宰。女子栄養大学卒業。在学中は生活習慣病の研究に携わる。OL、海外生活、英会話講師をへたのちに食の道へ。調理師、食生活アドバイザー、ソムリエなど食に関わる多数の資格を持つ。2011年より料理教室を主宰し、料理研究家としても活躍中。雑誌や料理本で実演や監修も数多く担当。主な著書に『旦那さんごはん』（ワニブックス）、『スーパーフード事典BEST50』（主婦の友社）など。

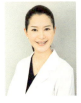

睡眠コンサルタント・産業心理カウンセラー
### 友野なおさん （とものなお）

株式会社SEA Trinity代表取締役。順天堂大学大学院スポーツ健康科学研究科にて修士号取得。自身が睡眠を改善したことにより体質改善に成功した経験から睡眠を研究し、科学的に学んだのち、専門家としてリバウンドしない快眠メソッドを全国に発信している。著書に『昼間のパフォーマンスを最大にする正しい眠り方』（WAVE出版）など多数。

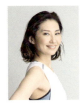

ボディメイクトレーナー・モデル
### 佐々木ルミさん （ささきるみ）

NESTA認定パーソナルフィットネストレーナー。海外や国内でショーや雑誌・CMなどのモデルとして活躍する一方、ボディメイクトレーナーとしての活動をスタート。モデルとボディメイクトレーナーという2つの観点から追求された、適度な運動で健康的な毎日を送るためのオリジナルメソッドを提唱。著書に『イルミネートボディ・ダイエット』（サンマーク出版）など。

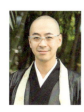

精神科医・臨済宗建長寺派 林香寺住職
**川野泰周**さん （かわのたいしゅう）

慶應義塾大学医学部卒業。大学病院などで精神科医として診療に従事し、2011 年より建長寺専門道場にて禅修行。2014 年に臨済宗建長寺派林香寺の住職となる。寺務のかたわら都内および横浜市内のクリニックを中心に精神科診療にあたり、禅やマインドフルネス瞑想の実践による心理療法を積極的に導入。さらに講習や執筆活動も精力的に行う。主な著書に『人生がうまくいく人の自己肯定感』（三笠書房）など。

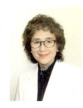

皮膚科医・日本皮膚科学会専門医
**横山美保子**さん （よこやまみほこ）

横山皮フ科クリニック院長。日本皮膚科学会認定皮膚科専門医。都内の総合病院皮膚科に勤務後、1993 年クリニックを開院。主にアトピー性皮膚炎、接触性皮膚炎、ニキビなどの皮膚一般の疾患を診察。美容皮膚科としての相談や診断も行い、肌に悩む女性患者も数多く来訪。基本は現場第一主義。しかしスキンケアや食に関する知識も多いことから、女性をターゲットとしたメディア活動や講習も多い。

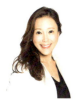

皮膚科医
**髙橋栄里**さん （たかはしえり）

ロイヤルビューティークリニック院長、AGA スキンクリニック診療顧問、東京ビューティークリニック診療顧問。日本毛髪科学協会認定毛髪診断士。大学病院で外科系医療に従事したのち、美容医療の分野へ。コスメ、ファッションを含めた総合的な美容知識が豊富。毛髪研究を行い、大手 AGA クリニック診療顧問にも就任。美容皮膚科クリニックの診療も並行して務め、高い実績を残す。

呼吸整体師・鍼灸師・ヨガインストラクター
**森田愛子**さん （もりたあいこ）

K-Raku Style 代表。体育大学卒業後、アメリカ留学をへて鍼灸按摩マッサージ指圧師の資格を取得。治療院に勤務するも、体調をくずして療養。そこでヨガと出合い、呼吸の重要性に気づく。2008 年、呼吸に重点をおいた鍼灸理学治療室・K-Raku Style 開業。幅広い世代の悩みにこたえる。主な著書に『深呼吸のまほう』（ワニブックス）など。

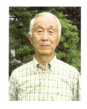

博士（薬学）
**磯田進**さん （いそだすすむ）

昭和大学・東京農業大学・昭和薬科大学・放送大学非常勤講師。山梨県希少野生動植物保護対策検討委員、厚生労働省リスクプロファイル作成委員、内閣府地域活性化伝道師など幅広く活躍。監修書に『薬草・毒草を見分ける図鑑：役立つ薬草と危険な毒草、アレルギー植物・100 種類の見分け方のコツ』（誠文堂新光社）など。

# CONTENTS

2　ナチュラルビューティスタイリストとは

4　監修

8　本書の使い方

## PROLOGUE

9　**ナチュラルビューティに生きる**

10　**植物のチカラの秘密**
植物のサバイバル能力
植物は私たちの祖先!?

11　**自分のココロとカラダを知る**
「健康」の本当の意味って?
あなたのタイプをCHECK
ライフスタイルを見直す

## CHAPTER 1

15　**カラダのしくみを知る**

16　LESSON 1　**ストレスとカラダの関係**

**ストレスとは?**
01:ストレスの種類と原因

17　**ストレスをはね返す調整機能**
01:ホメオスタシスとは?
02:ホメオスタシスのメカニズム

18　**自律神経系の働きと役割**
01:交感神経と副交感神経

**内分泌系の働きと役割**
01:主要なホルモン
02:女性ホルモンの重要性
03:女性ホルモンと月経周期の関係
04:ライフステージ別カラダの変化

20　**免疫系の働きと役割**
01:免疫とアレルギーの関係

21　**調整機能が乱れると?**
01:ホメオスタシスの乱れからくる不調

22　WORK

## CHAPTER 2

23　**カラダの内側から整える**

24　LESSON 1　**カラダをつくる食事**

**栄養バランスのとれた食事**
01:栄養素の3つの働き
02:栄養素の種類
03:バランスのよい食事とは

27　**カラダが喜ぶ旬の食材**
01:旬の食材はなぜカラダにいいの?

28　**春夏秋冬 旬の食材LIST**

30　**腸を整えよう**
01:腸内環境とは?
02:腸内環境が乱れる原因
03:腸内環境を改善する方法

31　**カラダを温めよう!**
01:なぜカラダを温める必要があるの?
02:カラダを温める効果的な方法

34　**食事とエイジングケア**
01:キーワードは「酸化」と「糖化」
02:「抗酸化力」を高める
03:「抗糖化力」を高める
04:オイルとエイジングケア

37　**季節のおすすめRECIPE**

44　LESSON 2　**カラダを休める睡眠**

**睡眠の役割**
01:眠りと疲れの関係
02:睡眠がしっかりとれていると?

45　**睡眠のメカニズム**
01:「サーカディアンリズム」と睡眠の関係
02:睡眠に関わるホルモン
03:睡眠とビューティ
04:睡眠とダイエット

46　**質のよい睡眠の条件**

48　LESSON 3　**カラダを巡らせる運動**

**カラダを動かすことのメリット**

**カラダの循環を知る**
01:巡りのよいカラダとは
02:血液とリンパ液の働き
03:巡りのカギを握る筋肉
朝起きたときのストレッチ／夜寝る前のストレッチ／
筋力UPトレーニング

| 56 | **LESSON 4** **ココロの疲れをリセット** |

**ココロの疲れとは？**
01：ココロが発しているSOSのサイン
02：ココロの疲れがカラダに影響するしくみ

| 57 | **ストレスと上手につき合うために** |

01：ストレスの許容量は十人十色
02：おすすめの気分転換法
アロマテラピー／ハーブティー／森林浴

| 62 | **WORK** |


**CHAPTER 3**

| 63 | **カラダの外側から整える** |

| 64 | **LESSON 1** **正しいスキンケアで美肌をつくる** |

**ココロとカラダの状態があらわれる肌**
01：美しい肌とは？

**肌について知る**
01：皮膚のしくみと役割
02：肌機能を弱らせる主な要因とダメージ

| 67 | **美しい肌を保つためのケア** |

01：肌タイプ別お手入れ法
02：肌トラブル別お手入れ法

| 70 | **美しいカラダを保つためのボディケア** |

01：ボディケアの3つのポイント
02：入浴を上手に活用する
03：アロマトリートメントは一石二鳥

| 71 | **植物のチカラで美肌に** |

01：植物からとれる美容成分の種類
02：植物のチカラの取り入れ方

| 72 | **スキンケアのための植物** |

01：植物エキス
02：精油と芳香蒸留水
03：植物油・植物脂・植物ロウ

| 76 | **ナチュラルコスメを使ってみよう** |

01：ナチュラルコスメとオーガニックコスメ
02：成分表示を読めるようになる

| 78 | **LESSON 2** **ヘアケアで美しい髪** |

**美しく健康な髪とは**
01：ダメージヘアの原因

**髪と頭皮のメカニズム**
01：髪のしくみ
02：頭皮のしくみ

| 80 | **美しく健康な髪をつくる生活習慣** |

01：正しいヘアケア方法とは
02：髪にやさしい生活習慣
03：植物のチカラで美髪に！

| 82 | **LESSON 3** **手作りコスメにチャレンジ！** |

化粧水／クレンジングオイル／クレイパック／
ヘアオイル／バーム／ボディオイル／ボディスクラブ

| 86 | **WORK** |


**CHAPTER 4**

| 87 | **毎日の心がけでナチュラルビューティ** |

| 88 | **LESSON 1** **正しい呼吸法** |

**呼吸の大切さ**
01：呼吸を整えるメリット
02：日ごろの呼吸を振り返る

| 89 | **自律神経と呼吸** |

01：深い呼吸で自律神経を整える
02：カラダをリラックスさせる呼吸法

| 90 | **正しい呼吸法とは** |

| 92 | **LESSON 2** **五感に心地よいライフスタイル** |

**五感とは**
01：五感に目を向けてみる
02：自然と共生する

| 94 | **WORK** |


**CHAPTER 5**

| 95 | **植物図鑑** |

| 123 | **模擬テスト** |

| 135 | **資料編** |

ナチュラルビューティスタイリスト検定　試験概要
AEAJの資格制度
公益社団法人 日本アロマ環境協会（AEAJ）について
AEAJ公式サイト・SNSのご案内

| 142 | **索引** |

# 本書の使い方

　　本書は、公益社団法人 日本アロマ環境協会（AEAJ）が実施する
　ナチュラルビューティスタイリスト検定試験の公式テキストです。
　受験にあたっては、以下のことに留意して、本書を活用してください。

・「模擬テスト」（p.123 〜 133）は、試験出題の参考としてご活用ください。
・本書には、ナチュラルビューティスタイリスト検定試験の
出題範囲外の内容が含まれます。

試験出題範囲外の内容は以下の通りです。

＊コラム（右肩に「COLUMN」と表記されている囲み、またはページ）内の事柄

＊植物図鑑（p.95 〜 121）の学名、産地

＊資料編（p.135 〜 141）

PROLOGUE

# ナチュラルビューティに生きる

ナチュラルビューティの第一歩は、自分の心と身体を知り、

その声に耳を澄ませてみること。

すると、今の自分に必要なものが自然と見えてきます。

そのとき力強い味方になってくれるのが、植物の持つパワー。

植物のチカラを知り、上手に取り入れていくことで、

ナチュラルでヘルシーなライフスタイルをかなえてみませんか？

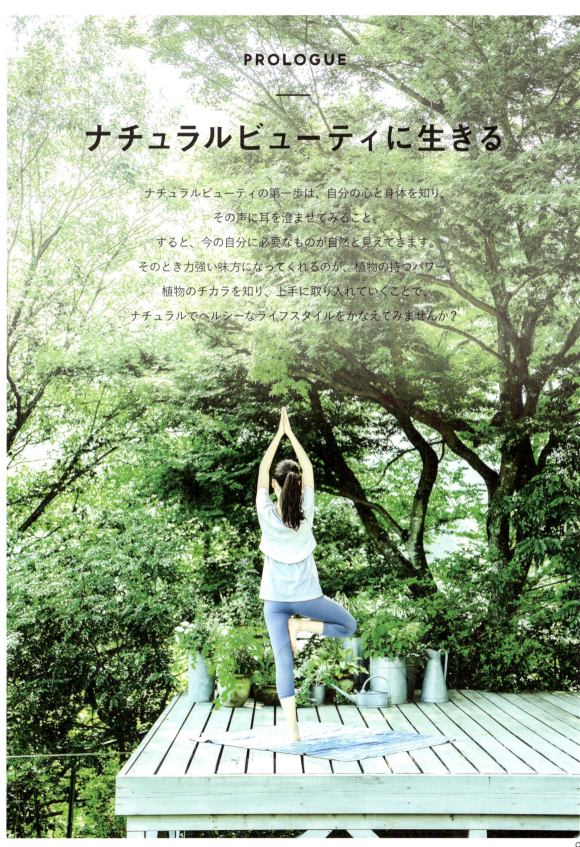

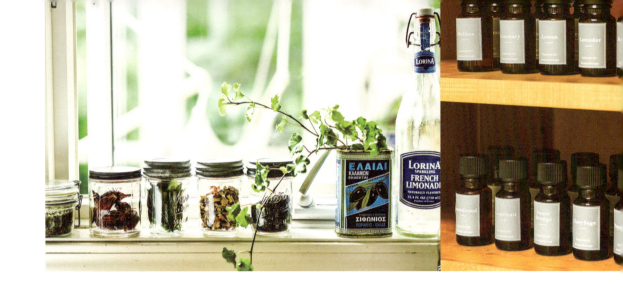

## 植物のチカラの秘密

食材として、薬の原料として、さらにコスメの美容成分としても、
現代の私たちの生活に欠かせない植物のチカラ。
なぜ植物がそんなパワーを持つのか。その秘密を探ってみましょう。

### 植物のサバイバル能力

自分では移動することができない植物。種が落ちたところに根をおろし、干上がるような日照りのときも、凍りつくような寒さのときも、激しい雷雨が襲ってきても、じっと耐えるしかありません。そうして環境に合わせる能力が進化し、地球環境の大きな変化に対しても柔軟な対応力で自身を守り、長い年月を生き抜いてきたのです。言いかえれば、植物はストレスや環境の変化に適応する能力に秀でているということ。たとえば、免疫力を高め、身体の正常な機能のバランスを整える作用を持つ植物があります。このような植物は「アダプトゲン」と呼ばれます。ほかにも、抗酸化作用や殺菌作用など、植物はさまざまなチカラを備えています。このチカラを私たちが借りない手はありません。

### 植物は私たちの祖先!?

地球上の生命体は、原始生物から植物、動物、そして人へと進化を遂げてきました。つまり植物は、私たちの遠い祖先といえるかもしれません。植物とは異なり、自分では大地の栄養を吸い上げられない私たちは、植物やそれを食する動物を通して大地の栄養をもらっています。知らず知らずのうちに、植物のチカラを借りて生きているわけです。植物の知識を身につけ、そのチカラをきちんと知ることで、より多くの恩恵を受けられるともいえます。

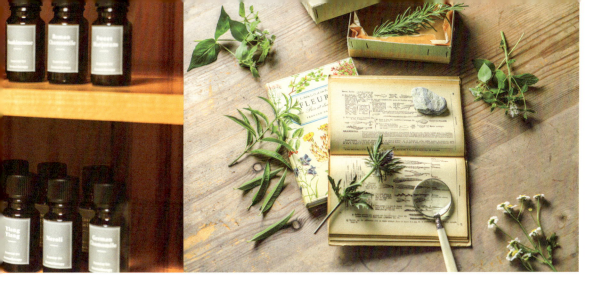

PROLOGUE — ナチュラルビューティに生きる

## 自分のココロとカラダを知る

自分の今の状態を把握しておくことが、健やかな心と身体への近道。
見た目や体内環境はもちろん、日々の習慣やストレスなど、
心の状態にも目を向けてみましょう。

### 「健康」の本当の意味って？

健康というと、身体のことをイメージしがち。でも本来は、心と身体、そしてライフスタイルのすべてが満たされた状態を意味します。身体が十分に動いても、心が疲れていては、仕事も趣味も、そして人生そのものも楽しむことができません。心も身体も元気で、活力にあふれている状態こそ、本当の「健康」といえます。

### WHOによる健康の定義

"Health is a state of complete physical,
mental and social well-being
and not merely
the absence of disease or infirmity."

「健康とは、病気でないとか、
弱っていないということではなく、肉体的にも、
精神的にも、そして社会的にも、
すべてが満たされた状態にあることをいいます」

（日本WHO協会：訳）

## あなたのタイプをCHECK

健やかな心と身体を手に入れ、ナチュラルビューティなライフスタイルをかなえていくために、まずは自分の状態をチェックしてみましょう。

▶ 4つの項目それぞれの
　チェックの数を数えましょう

Meal ………… ＿＿ 個
Lifestyle …… ＿＿ 個
Beauty ……… ＿＿ 個
Mental ……… ＿＿ 個

**合計**………… ＿＿ 個

※診断結果と解説は次のページへ

## Meal

□ 旬の野菜や果物をよく食べる
□ 1日3食しっかり食べている
□ できる限り自炊をするようにしている
□ スーパーフードに興味がある
□ 栄養バランスを考えて食事を選んでいる
□ 肉も魚も大好きだ

## Lifestyle

□ 早寝早起きは得意だ
□ 日常的に運動している
□ タバコやお酒は控えるようにしている
□ 冷えないよう、肌の露出が多い服は避けている
□ 食事の時間に気をつけている
□ 毎晩の入浴は欠かさない

## Beauty

□ お通じは毎日バッチリ
□ 肌の状態に合わせて、スキンケアを変えている
□ 水をよく飲むようにしている
□ メイクよりもスキンケア・ヘアケアに気を使っている
□ ニキビができたら、食事内容を改善する
□ 自分の肌タイプを知っている(乾燥肌、敏感肌etc.)

## Mental

□ いつも笑顔でいるよう心がけている
□ 自分なりのストレス解消法を持っている
□ 天気のよい休日は外に出かける
□ 自分はポジティブ思考だ
□ 不調を感じたら、無理はしないようにしている
□ 生花を飾ったり、ハーブや観葉植物を育てている

## Mealの項目がいちばん少ない

### 栄養不足タイプ

**特徴**

もしかすると食事に問題があるかも。しっかり食べているつもりでも、たんぱく質やビタミン、ミネラルなど必要な栄養は不足しがち。バランスのよい食事を学んで、パワフルな美しさを手に入れましょう。

## Lifestyleの項目がいちばん少ない

### 生活リズム乱れがちタイプ

**特徴**

疲れがとれなかったり、常にだるさを感じたり。なんとなく調子が悪いのは、生活習慣に問題がある可能性も。体内時計を整えて、活動的な身体を手に入れましょう。

## Beautyの項目がいちばん少ない

### インナーケア不足タイプ

**特徴**

きちんとお手入れしているのになぜかお肌の調子がくずれがちでは？ 肌表面だけでなく、食事内容や腸内環境など身体の内側からキレイになる方法を学び、ピカピカに輝く美肌を手に入れましょう。

## Mentalの項目がいちばん少ない

### ストレスため込みタイプ

**特徴**

がんばりすぎていませんか？ 心も身体もこわばって、笑うことも忘れてしまっているのでは？ ストレスを上手に解消する方法を学んで、笑顔あふれる毎日を送りましょう。

---

**合計チェック数**

**5個以下** ：危険信号！ 本検定でナチュラルビューティを手に入れよう
**5〜12個**：まだまだ改善の余地アリ！ 本検定でいっそう美しくヘルシーに
**13〜20個**：チェックの少ない項目からライフスタイルを見直してみて
**21個以上** ：ナチュラルビューティ度は最高レベル！ 本検定でさらに磨きをかけて

# ライフスタイルを見直す

ライフスタイルを整えることは、健やかで美しい心と身体をつくることにつながります。これをサポートするのが植物のチカラ。自身に足りていないものを確認しながら、ライフスタイルを振り返ってみましょう。

## インナーケア

### 栄養

バランスのとれた食事はもちろん、規則正しい食生活、身体に負担がかからない食材選びなど、植物のチカラを上手に取り入れて、身体が喜ぶ食生活を心がけましょう。

### 運動

運動不足は、筋肉や代謝の低下や血行不良、さらに内臓を衰えさせる原因になることも。毎日の生活の中で、全身を適度に動かし、巡りのよい身体づくりをすることが大切です。

### 睡眠

睡眠には身体や脳の疲労を回復し、ダメージを修復する役割が。睡眠不足は自律神経やホルモンバランスの乱れにもつながります。ハーブやアロマも取り入れながら睡眠美人を目ざしましょう。

### メンタル

過剰なストレスは、心にも身体にも大きな影響を与えます。ときには植物のチカラも借りながら、自分なりの気分転換やストレス解消法を持っておくことが大切です。

## アウターケア

### 肌

紫外線などの刺激から身を守り、植物のチカラも借りて正しいケアを行うことで、健康的で美しい肌を保つことができます。

### 頭皮と髪

髪の健康のカギを握るのが、土台となる頭皮。髪と頭皮のしくみを理解し、植物のチカラも活用したケア方法を覚えることで健やかな髪に。

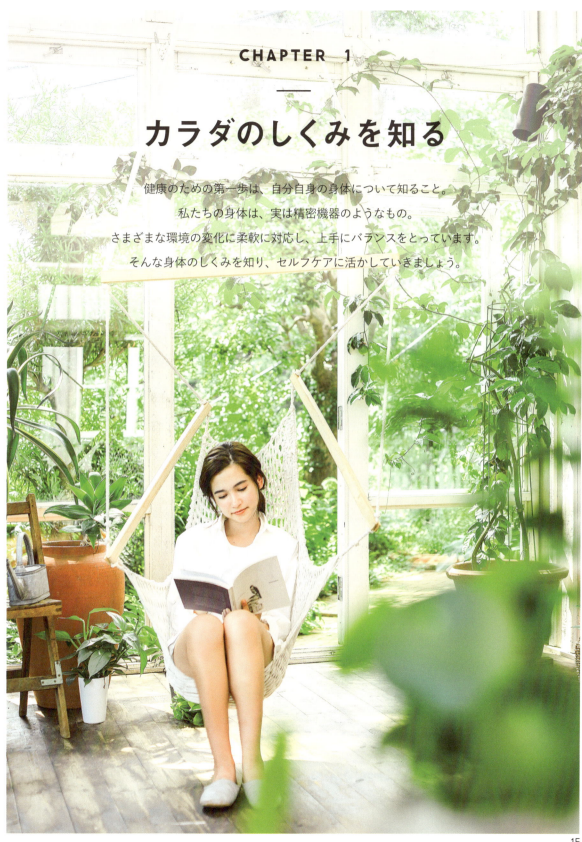

CHAPTER 1

# カラダのしくみを知る

健康のための第一歩は、自分自身の身体について知ること。
私たちの身体は、実は精密機器のようなもの。
さまざまな環境の変化に柔軟に対応し、上手にバランスをとっています。
そんな身体のしくみを知り、セルフケアに活かしていきましょう。

# LESSON 1　ストレスとカラダの関係

心と身体は密接な関係にあり、ストレスは心だけに影響を与えるものではなく、
身体にも大きく関わってきます。まずはストレスの正体を知り、
ストレスを受けたときに起こる体調の変化を知りましょう。

## ストレスとは？

ストレスは、外部からのさまざまな刺激（ストレッサー）で心や身体に生じる反応のこと。適度なストレスはやりがいを感じさせるなどのよい反応につながることもありますが、過剰なストレスは、気持ちの落ち込みや体調の変化など、ほうっておくと心身の不調へと発展する可能性もあります。

## 01：ストレスの種類と原因

私たちの心や身体に影響を与えるストレスは、大きく分けると「身体的ストレス」と「精神的ストレス」の2つ。「身体的ストレス」は、外からの刺激によって起きる「外的ストレス」と、自分自身の内面や生活から起きる「内的ストレス」に、「精神的ストレス」は、社会生活の中から生まれる「社会的ストレス」と、心理的な要素から生まれる「心理的ストレス」に分けることができます。

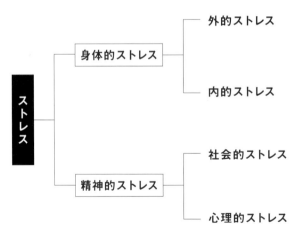

16

## ストレスをはね返す調整機能

身体的ストレスや精神的ストレスなど、大きなストレスを受けると心身のバランスがくずれ、さまざまな不調を引き起こすことがあります。そうならないためにも、私たちの身体にはさまざまな変化に対応し、心と身体のバランスを保つ調整機能があります。毎日の生活を健康な状態で過ごすために欠かせないこの機能について学びましょう。

### 01: ホメオスタシスとは？

私たちの身体の内外には、温度や湿度などさまざまな環境の変化が起こっています。その変化に対して、身体の状態を一定に保つために体内で調整をする働きがホメオスタシス（恒常性）。体温や血流量だけでなく、空腹時におなかが鳴ったり、のどがカラカラになったりするのも、ホメオスタシスが身体に働きかけて起こる現象のひとつ。ホメオスタシスは身体にいろいろなサインを出す体内の調整役として、私たちをサポートしています。

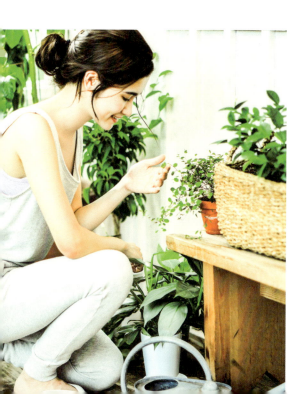

### 02: ホメオスタシスのメカニズム

私たちの身体は、身体の働きを調整する「自律神経系」、ホルモンの分泌をつかさどる「内分泌系」、異物や病原菌から身体を守る「免疫系」の3つの働きで身体の健康を維持しています。この3大システムのバランスを保つ働きが、ホメオスタシス。たとえば食事をして血糖値が上昇すると、インスリンというホルモンが分泌されて血糖値を下げるようにコントロールします。このようにホメオスタシスが正常に働くことで、全身の機能が保たれます。

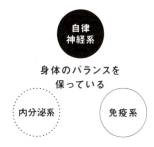

**自律神経系**

視床下部の指令を受けて、生命の維持に必要なさまざまな活動を調節。呼吸、心拍、血圧、体温、発汗、排尿などに深く関わっています。

**内分泌系**

ホルモンによって身体の成長や代謝を促したり、消化液の調整をするなど、健康に生きるためのさまざまな機能を調整。主に下垂体、甲状腺、ランゲルハンス島、副腎、卵巣、精巣など。

**免疫系**

ウイルスや細菌、病原菌など、異物から身体を守り健康を維持する働き。人体に生まれつき備わっている防御システムで、自律神経系や内分泌系と密接な関係にあります。

# 自律神経系の働きと役割

自分の意志ではコントロールできないのが自律神経。「交感神経」と「副交感神経」で成り立っており、それぞれがバランスをとりながら、代謝や体温の調整、心臓の拍動、内臓の働きなどをコントロールし、人間の生命維持をするうえで欠かせない働きを担っています。

## 01： 交感神経と副交感神経

この2つの神経は、1つの器官に対して真逆の反応を示します。たとえば心臓の場合、心拍数が増えてドキドキするのが交感神経、心拍数が減って落ち着くのが副交感神経の働きです。このバランスがくずれると、疲労感やイライラなどの不調が起こりやすくなります。

### 交感神経＝「昼の神経」

興奮しているときや目が覚めている状態のときなど、身体が活発に活動するときに優位に働きます。

### 副交感神経＝「夜の神経」

睡眠時やリラックスした状態のときなど、身体が落ち着いているときに優位に働きます。

# 内分泌系の働きと役割

内分泌系で作られ分泌されるホルモンは、体内の臓器を調整したり管理したりする微量の化学物質。ホメオスタシスを維持する重要な役割を担っています。たとえば、体内がいつもの状態と違ってくると、ホルモンが分泌され、自律神経系と協力して体内を元に戻そうとします。ホルモンは血液によって全身に送られ、内臓の機能や身体の調子を整えるさまざまな働きをしています。

## 01： 主要なホルモン

さまざまなホルモンのうち、私たちの身体や健康に直接影響を与えている、4つの重要なホルモンの役割を知っておきましょう。

### 女性ホルモン

卵巣などから分泌される「エストロゲン（卵胞ホルモン）」と「プロゲステロン（黄体ホルモン）」が女性ホルモンと呼ばれるもので、女性特有の発育や月経周期、妊娠をつかさどる役割があります。

### 甲状腺ホルモン

甲状腺は喉頭と気管との境目にある器官で、ここから分泌されたホルモンは、脳や心臓、胃腸の活性化、体温の調節、新陳代謝の促進など、全身の細胞の働きを活発にし、成長を助ける働きがあります。

### 副腎皮質ホルモン

副腎という腎臓の上にある器官から分泌されるホルモンで、主に血液中の水分やミネラル、糖分の量を調整する働きがあります。また、ストレスなどから身体を守る役割もあります。

### 成長ホルモン

脳の下垂体から分泌されるホルモン。細胞や組織の成長や修復、代謝を促すなど、私たちの身体の修復と維持に大きく関係しています。主に夜間の睡眠中に分泌されます。

## 02： 女性ホルモンの重要性

女性ホルモンは、月経・妊娠・出産など、子宮内の環境を整えるだけではありません。エストロゲンは肌のうるおいを保つ、髪をツヤツヤにする、骨や血管を強くして身体を丈夫にする、気持ちを明るくさせるなどの働きを、プロゲステロンは体温を上げるなど、女性の健康を守る大切な役割も担っています。女性ホルモン、特にエストロゲンの分泌が低下すると、更年期障害や生活習慣病につながります。つまり、女性の身体と心は、女性ホルモンに支えられているといえます。

### ▶女性ホルモンが不足するとあらわれる症状

- ☐ 骨粗しょう症
- ☐ 更年期障害
- ☐ 認知症
- ☐ うつ病
- ☐ 動脈硬化
- ☐ 内臓脂肪の増加
- ☐ 肌の老化、薄毛や白髪

etc.

## 03： 女性ホルモンと月経周期の関係

女性の身体には、約1カ月に1回月経があります。月経が始まってから排卵までの期間を「卵胞期」、排卵後から月経までの期間を「黄体期」と呼びます。卵胞期はエストロゲンの分泌が多く、肌や髪はつややかで、気持ちも安定する時期です。一方、黄体期はプロゲステロンの分泌が多く、妊娠のための準備が行われる時期です。体温が上昇しむくみやすくなり、頭痛やイライラなどの月経前症候群（PMS）が起こる時期でもあります。自分の身体のリズムを知り、上手につき合っていきましょう。

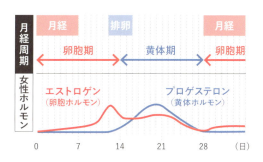

CHAPTER 1　カラダのしくみを知る

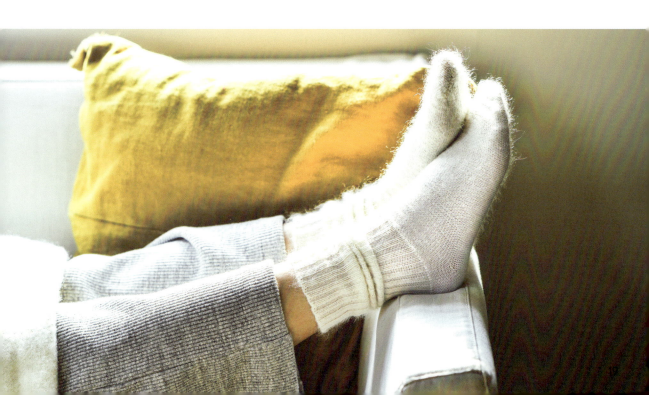

## 04： ライフステージ別カラダの変化

女性ホルモンの分泌量は年齢によって異なり、女性の身体だけでなく心にも大きな変化を与えます。そのステージは、大きく4つに分類できます。

### 思春期（10代）

初経前（10歳ごろ）からエストロゲンの分泌が始まります。身体が急激に女性らしく変化することもあり、精神面で最も不安定な時期。

### 成熟期（20代〜40代）

性機能が成熟することでホルモン分泌も順調に。ピークは30歳前後で、これを過ぎるとゆるやかに減少していきます。

### 更年期（40代後半〜50代）

閉経を迎える前後5年は、エストロゲンの分泌低下とともに月経が乱れ、やがてなくなります。ほてり・発汗・イライラなど、更年期障害を引き起こす時期。

### 老年期（60代〜）

閉経によりエストロゲンの分泌が消失。女性のガンが増え、骨が弱くなり、コレステロール値が高くなることも。肌や髪の状態も大きく変化します。

## 免疫系の働きと役割

私たちを取り巻く環境には、ウイルス、細菌などの病原体や、花粉、ハウスダストなど、数多くの異物が存在しています。免疫とは、こうした異物から身体を守るしくみ。何重もの防御システムを構築し、異物を排除しようと働きかけます。ガン細胞に代表される自身の身体の中で発生した異常な細胞を発見・排除する重要な働きもあります。このように、免疫があることで、私たちは健康な生活を送ることができるのです。

### 自然免疫と獲得免疫

免疫は大きく2つに分類できます。生まれつき持っているのが「自然免疫」、病気になったり予防接種を受けて備わったものが「獲得免疫」。この2つが協力しながら働いていることで、私たちの身体を守ってくれています。

## 01： 免疫とアレルギーの関係

ウイルスや細菌などの異物に対し、免疫機能が過剰に反応して攻撃しすぎた結果、逆にマイナスの症状を引き起こしてしまうのが「アレルギー」です。本来は身体を守るはずの反応が、自分自身を傷つけてしまうアレルギー反応に変わるのです。花粉症やアトピー性皮膚炎などに代表されるかゆみなどの症状から、アナフィラキシーショックなどときには命にも関わる重い症状までさまざま。アレルギーを引き起こす原因は、両親からの遺伝が大きく影響しているといわれています。また、女性は、リウマチやバセドー病など、免疫が自分の組織を攻撃して炎症を起こす「自己免疫疾患」が多い特徴が。ストレスや冷え、女性ホルモンの変動が発症の引き金になるので気をつけましょう。

## 調整機能が乱れると？

過剰なストレスや不規則な生活習慣によって、自律神経系のバランスが乱れると、内分泌系や免疫系にも影響を及ぼし、調整機能が乱れてしまいます。その結果、ホメオスタシスがうまく機能しなくなり、心身のバランスがくずれ、さまざまな不調があらわれます。

### 01： ホメオスタシスの乱れからくる不調

強いストレスにさらされると、自律神経がストレスに対抗して身体の機能を活性化。交感神経ばかり働き、交感神経と副交感神経のバランスが大きく乱れます。すると、めまいや動悸、息切れ、頭痛などの身体的症状に加えて、不安感や圧迫感などの心理的症状があらわれてきます。さらに、ホルモンバランスもくずれ、その結果、免疫力が低下し身体の不調へとつながるなど、病気を招いてしまう可能性が。このようにホメオスタシスが機能不全になったときの代表的な症状が「自律神経失調症」と呼ばれるもの。ストレスをすべて避けることは難しいですが、ときには植物や自然の力を借りて心身ともにリラックスすることも大切です。

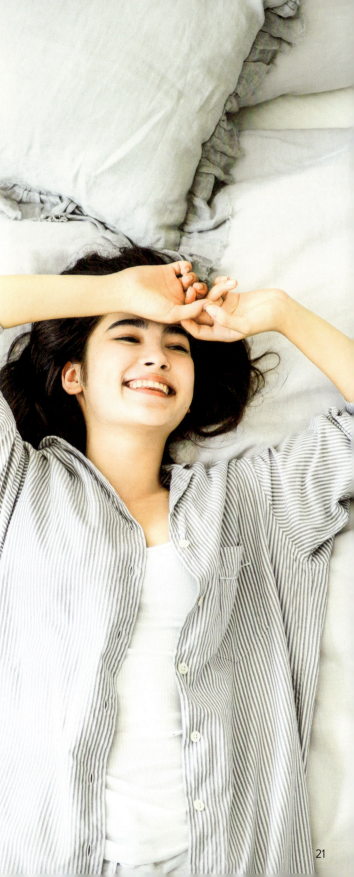

CHAPTER
1

# WORK

あなたの日常にはどんなストレッサーがあるでしょうか？
ストレッサーをやわらげる方法とあわせて考えてみましょう。


**身体的ストレス（外的）**　　　　　　　**どうやわらげる？**

_____　➡　_____
_____　　　_____


**身体的ストレス（内的）**　　　　　　　**どうやわらげる？**

_____　➡　_____
_____　　　_____


**精神的ストレス（社会的）**　　　　　　**どうやわらげる？**

_____　➡　_____
_____　　　_____


**精神的ストレス（心理的）**　　　　　　**どうやわらげる？**

_____　➡　_____
_____　　　_____

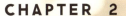

# CHAPTER 2

# カラダの内側から整える

いくつになっても、美しく健康な身体をキープしたい。
そのためには、まずは栄養バランスのとれた食事をとること。
また、適度な運動はもちろん、身体を休める質のよい睡眠、
さらに、心の疲れをためないことも大切です。
私たちは、つい見た目のことにとらわれがちですが、
身体の内側から磨きをかけることが、実は美しい身体づくりへの近道なのです。
この章で紹介する内容をしっかりマスターして、"健康美人"を目ざしましょう。

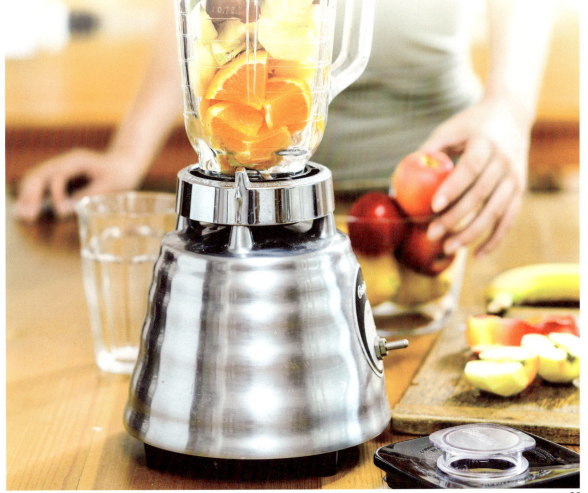

## LESSON 1　カラダをつくる食事

「身体は食べたものでつくられる」といわれますが、私たちが口にした食べ物は、身体の維持に必要な
エネルギーとなったり、筋肉や骨といった身体の組織を作るなど、健康と密接な関係があります。
私たちの美と健康を保つためにも、食事と身体の関係を見直してみることが大切です。

### 栄養バランスのとれた食事

食べ物から得られる栄養素には、それぞれの働きが複雑に関わることで、身体の状態を健康に保つ役割があります。食事の内容に偏りがあると、せっかくとった栄養素が十分に働くことができなかったり、余分な栄養素が蓄積して肥満の原因になることも。バランスのよい食事を、決まった時間に必要な量だけとることが大切です。

#### 01 : 栄養素の3つの働き

私たちは、食事で体外から摂取する栄養素をもとに、消化、吸収、代謝することで生命を維持し、成長に必要な成分を作っています。栄養素は、身体の中に吸収された結果、「1. 筋肉や骨、歯、血液などの身体の組織を作る」「2. エネルギー源（力や熱）になる」「3. 身体の調子を整える」という3つの大きな働きをします。

### 02 : 栄養素の種類

エネルギー源になる栄養素は、炭水化物、脂質、たんぱく質があり、これを3大栄養素といいます。これにビタミン、ミネラルを加えたものを5大栄養素といい、私たちに必要不可欠なものです。3大栄養素は主に体内でエネルギー源や身体の組織を作る働きをし、ビタミンとミネラルは身体の調子を整えるなど、サポート的な役割をします。

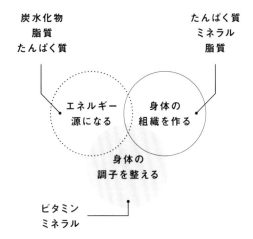

---

#### 現代女性は圧倒的栄養失調!?

食の欧米化が進んだ影響で動物性たんぱく質や脂質が増えたのに対し、炭水化物や食物繊維の摂取量は減少傾向に。なかでもいちばん減少しているのがビタミンと亜鉛。どちらも女性ホルモンの合成をサポートするので積極的に取り入れる習慣を！

## ▶5大栄養素の役割

### たんぱく質　〜身体をつくる栄養素〜

筋肉や内臓、皮膚、血液、髪、爪など、身体のすべての組織の材料となる栄養素。主にアミノ酸で構成され、20種類あるうち体内で合成できないものを必須アミノ酸といいます。肉や魚に含まれる動物性たんぱく質と、大豆や穀類などに含まれる植物性たんぱく質の2種類あります。

**多く含む食品**
肉、魚、牛乳・乳製品（チーズ、ヨーグルト）、卵、大豆、大豆製品（納豆・みそ）など

### ビタミン　〜身体をサポートする栄養素〜

血管や粘膜、皮膚、骨などを正常に保ったり、ほかの栄養素の働きをサポートする役割があります。水にとける水溶性ビタミンと油にとける脂溶性ビタミンに分かれ、13種類あります。なかでも細胞の成長や修復の過程で大切なものとして、ビタミンA、$B_1$、$B_2$、C、Dなどがあげられます。

**多く含む食品**
野菜や果物、肉、魚、きのこ類など

### 炭水化物　〜身体を動かす栄養素〜

糖質と食物繊維に分けられ、そのうち脳や身体を動かすエネルギー源となるのは糖質。脂質に比べて燃焼が早く、身体に吸収されるとすぐにエネルギーになり、1日に必要なエネルギー量の約60％を占めています。甘いものだけでなく、ごはんや麺、いも類にもでんぷんとして含まれています。

**多く含む食品**
米（ごはん）、パン、麺、いも類、砂糖など

### ミネラル　〜骨や歯をつくる栄養素〜

カルシウム、鉄、亜鉛など、16種類の必須ミネラルがあり、身体の維持には欠かせません。体内で合成できないため、食事で摂取します。主に骨や歯の構成成分になったり、貧血を未然に防ぐ働きや、老化の予防、代謝の促進など、さまざまな場面で活躍します。

**多く含む食品**
牛乳・乳製品、海藻類、小魚、レバー、赤身の肉や魚、貝など

### 脂質　〜身体をつくる栄養素〜

少量で高カロリーの効率のよいエネルギー源。細胞膜の形成、ビタミンの吸収やホルモンの分泌を助ける働きも。脂質には脂肪酸、中性脂肪、コレステロール、リン脂質があり、脂肪酸は、植物油や魚油に多く含まれる不飽和脂肪酸と動物性脂肪に多い飽和脂肪酸に分かれます。

**主な食品**
肉、魚、牛乳、植物油、卵、バターなど

---

#### その他の大事な栄養素

**食物繊維**　炭水化物の一種で腸内の有害物質やコレステロールの排出を助けたり、便通をよくする働きがあります。玄米などの穀類、野菜、果物、いも類、海藻、甲殻類などに多く含まれます。

**フィトケミカル**　野菜や果物など植物性食品の成分から発見された化学物質。抗酸化力、免疫力アップなど、健康に役立つ第7の栄養素として注目されています。赤ワインのポリフェノール、緑茶のカテキンなど、多くの種類があります。

## 03： バランスのよい食事とは

献立を考えるうえで大事なポイントは、「エネルギーになる」「身体をつくる」「身体の調子を整える」の3つの要素を毎食取り入れること。それには、主食（炭水化物などによるエネルギー源）、主菜（主要なたんぱく質）、副菜（ビタミン、ミネラル）の組み合わせが基本となります。また、盛りつけたときに彩りのよい料理は、緑黄色野菜など栄養的に必要とされているものが上手に組み合わせられている結果なので、色彩も献立を考えるうえで助けにするとよいでしょう。

## 「食事バランスガイド」を目安に

厚生労働省と農林水産省による「食事バランスガイド」は、1日に「何を」「どれだけ」食べたらいいのか、料理の組み合わせと量をわかりやすくイラストで示したものです。下の図を参考にして、効率よく、バランスよく食べる力を身につけましょう。

| 1日の目安量<br>※2,200 ± 200kcal の場合 | | 料理の目安 |
|---|---|---|
| **5～7**つ | **主食**<br>(ごはん、<br>パン、麺)<br><br>ごはん（中盛り）だったら<br>4杯程度 | 1つ分：ごはん小盛り1杯 ＝ おにぎり1個 ＝ 食パン1枚 ＝ ロールパン2個<br>1.5つ分：ごはん中盛り1杯　2つ分：うどん1杯 ＝ もりそば1杯 ＝ スパゲッティ |
| **5～6**つ | **副菜**<br>(野菜、きのこ、<br>いも、海藻料理)<br><br>野菜料理5皿程度 | 1つ分：野菜サラダ ＝ きゅうりとわかめの酢の物 ＝ 具だくさんのみそ汁 ＝ ほうれんそうのおひたし ＝ ひじきの煮物 ＝ 煮豆 ＝ きのこソテー<br>2つ分：野菜の煮物 ＝ 野菜いため ＝ いもの煮っころがし |
| **3～5**つ | **主菜**<br>(肉、魚、卵、<br>大豆料理)<br><br>肉・魚・卵・<br>大豆料理から3皿程度 | 1つ分：冷ややっこ ＝ 納豆 ＝ 目玉焼き　2つ分：焼き魚 ＝ 魚のフライ ＝ まぐろといかの刺し身<br>3つ分：ハンバーグステーキ ＝ 豚肉のしょうが焼き ＝ 鶏肉のから揚げ |
| **2**つ | **牛乳・乳製品**<br><br>牛乳だったら1本程度 | 1つ分：牛乳コップ半分 ＝ チーズ1かけ ＝ スライスチーズ1枚 ＝ ヨーグルト1パック　2つ分：牛乳びん1本分 |
| **2**つ | **果物**<br><br>みかんだったら2個程度 | 1つ分：みかん1個 ＝ りんご半分 ＝ 柿1個 ＝ 梨半分 ＝ ぶどう半房 ＝ 桃1個 |

※農林水産省資料に基づき作成。　※食べる量は年齢や活動量によって異なります（これは一般成人の目安です）。

## 「和食」を見直す

世界文化遺産にも登録され、最近見直されているのが「和食」。生食、素材の味を重視する薄口の味つけ、繊細な盛りつけが特徴です。和食が理想的な献立といわれるのは、主食をごはんとして、主菜、副菜の組み合わせで、季節や食材、調理法、見た目など、すべてにおいてバランスがよいこと。また、欧米型の食事に比べ、魚やとうふなどの良質なたんぱく質や脂質が多いことがあげられます。

### 一汁三菜

和食の基本といわれているのが「一汁三菜」。主食である「ごはん」に「汁物」と3つの「菜（おかず）」を組み合わせた献立です。肉や魚などたんぱく質をとれるメイン（主菜）を決めたら、残り2つのおかず（副菜）は野菜中心にするのがおすすめ。また、食材や調理法が重ならないようにすることも大切です。

### 五味五色五法

和食が長い歴史の中で極めた、料理法と盛りつけ、食による健康管理の基本が『五味五色五法』。『五味』とは、「甘・酸・辛・苦・鹹」の5つの味覚、『五色』とは「白・黄・赤・青・黒」の5つの色彩、『五法』とは「生・煮る・焼く・揚げる・蒸す」の5つの調理法です。中国の陰陽五行説に由来し、5色の旬の食材を用いて、5の色合いを整え、その食材に合った料理法で仕上げることで、さまざまな食材を効率的にとることができます。

※「鹹（かん）」は塩辛いの意味。

## カラダが喜ぶ旬の食材

ハウス栽培や養殖などにより、季節を問わず店頭に数多くの食材が並ぶようになりましたが、旬の食材を使うと、おいしいのはもちろん、栄養価も高くなります。食べ物の"旬"を把握して、心も身体も豊かになる食生活を心がけましょう。

### 01：旬の食材はなぜカラダにいいの？

旬とは「最も生育条件がそろった環境で育てられ、最も成熟している時期」。同じ野菜でも、旬の時期と旬以外の時期で比べてみると、栄養価に2倍以上の違いがあるといわれています。また、旬の食材は、その時季の私たちの身体の働きを助ける役割をします。たとえば、春には苦みがあって繊維の多い食材が旬を迎えますが、冬の間低下していた胃腸の働きをやさしく目覚めさせる役割があります。夏が旬のあっさりとした野菜や酸味のある果物は、暑い夏を乗り切るために身体を冷やしたり、食欲を増進する効果が。一方、寒くなる秋から冬には、根菜類など身体を温める野菜が旬を迎えます。さらに最も適した気候で育つことでうまみをたっぷり蓄積させているので、よりおいしいと感じるのです。このように良質な栄養分を効率よくとれる旬の食材は、私たちの健康にとって欠かせないのです。

---

### 一汁三菜を実践してみよう！

**三菜の決め方**

1. 【主菜】たんぱく質のとれるメインを決める
2. 【副菜】残り2つのおかずは野菜を中心に
3. 素材が重複しないようにする

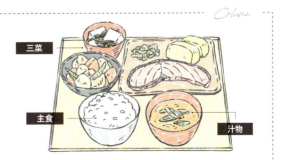

## 春夏秋冬 旬の食材LIST

**春 SPRING** 身体にやさしく働きかける、食物繊維が多く苦みや香りの高いもの

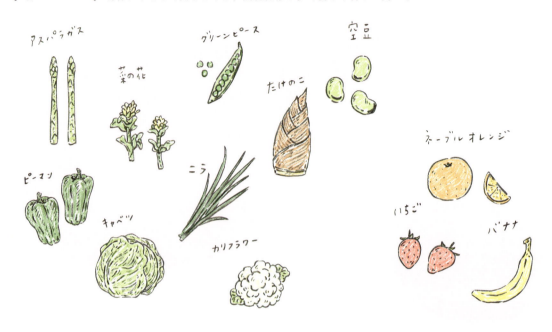

**夏 SUMMER** 身体を冷やし利尿作用を持つ、水分やカリウム、ビタミンの多いもの

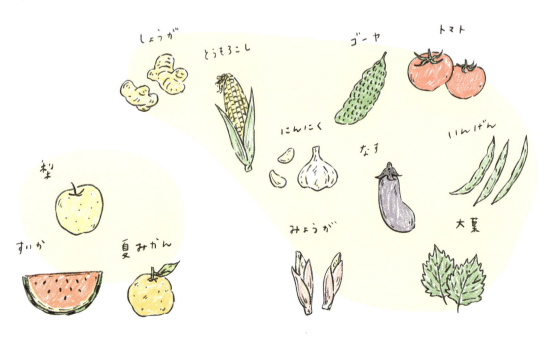

| 秋 AUTUMN | 夏の疲れを改善して冬への蓄えをする、ぬめりがあり食物繊維を多く含むもの

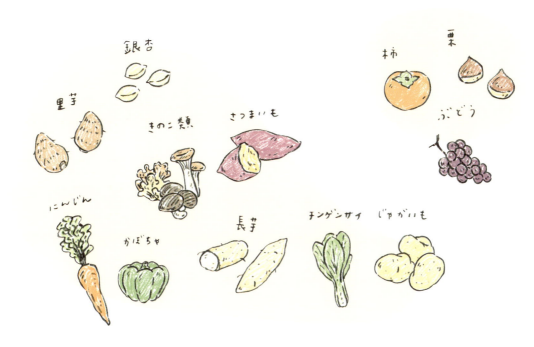

| 冬 WINTER | 腸を整え身体を温める効果のある、地面の下で育つ根菜類など

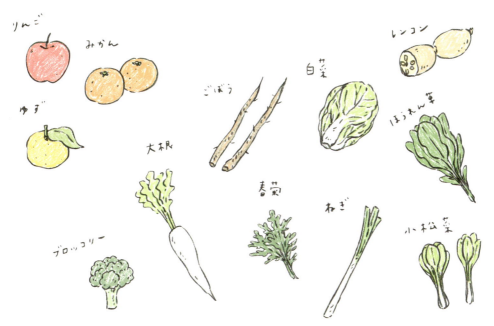

# 腸を整えよう

腸には食べたものを消化するだけでなく、身体に有益な物質を作り出したり、免疫力を高める働きがあります。また、第二の脳と呼ばれ、身体だけでなく心にも影響を与えるといわれています。そんな腸の働きを紹介します。

## 01: 腸内環境とは？

腸は身体のさまざまな免疫に関わっていて、腸内環境を改善すれば体調がよくなるといわれているほど。そのカギを握るのが、腸内にすんでいる数百種類の腸内細菌。大きく分けると、身体によい影響を与える善玉菌、悪い影響を与える悪玉菌、そしてどちらか優勢なほうにつく日和見菌の3種類。このバランスを腸内環境といい、顕微鏡でのぞくとまるでお花畑のように見えることから、「腸内フローラ」とも呼ばれます。腸内環境は、ライフスタイルや食事によって善玉菌と悪玉菌のバランスが変わり、悪玉菌が優勢になると、それまで無害だった日和見菌まで悪玉菌に変わってしまうことも。つまり、美と健康のためには、善玉菌を増やすことが大切なのです。

### ▶善玉菌が多いと

腸の活動を活発にして消化吸収を助け、便通改善や体内の毒素を排出するデトックス効果が。ビタミンを作る働きを助けるので、疲労回復や美肌効果がアップ。また、免疫力を高めてアレルギーや感染症を予防します。

### ▶悪玉菌が多いと

腸の働きが鈍くなり、くさいおならや便が出たり、便秘や下痢を起こしやすくなります。また便秘によって腸内の老廃物がアンモニアなどの有害物質を生成し、肌荒れや頭痛などの不調が出たり、口臭や体臭が強くなることも。

## 02: 腸内環境が乱れる原因

腸内環境は、生活習慣の乱れと大きく関わっています。不規則な生活やストレス、偏った食事、運動不足などさまざまな要因がありますが、特に悪玉菌を増やす原因となるのが食生活。肉類中心の食事で、脂質や動物性たんぱく質を多くとりがちな人は要注意。腸に送られてきた食べカスに含まれるアミノ酸やたんぱく質を悪玉菌が分解して有害物質を作り、肌荒れや便秘など、さまざまな身体の不調の原因になります。

## 03: 腸内環境を改善する方法

腸内環境を改善するには、規則正しい生活や食生活の改善、十分な水分補給、スムーズな排便、適度な運動のほか、ストレスをため込まないためにリラックスすることも大切です。なかでも改善しやすいのが食事。腸内環境を整える働きのある食物繊維や穀類、脂質、糖質、ビフィズス菌や乳酸菌を含む食品をとることで、腸内の善玉菌を増やすことができます。

### ▶腸を整える食品の代表例

| 食物繊維 | 発酵食品 | 穀物 |
|---|---|---|
| 緑黄色野菜 | 納豆 | 玄米 |
| ごぼう | みそ | 胚芽米 |
| 海藻 | ヨーグルト | アマランサス |
| きのこ | チーズ | |
| 切り干し大根 | キムチ | |

# カラダを温めよう!

「冷えは万病のもと」ともいわれます。冷えがもたらす影響を知り、身体を温める習慣を身につけて、健やかな毎日を送りましょう。

## 01: なぜカラダを温める必要があるの?

身体が冷える大きな原因は、体温が低く、血行が悪いこと。血液の循環が悪いと栄養が全身に行き渡りにくく、体内に老廃物がたまり、免疫力が下がるなど、さまざまな身体の不調につながることも。身体を温めるということは、私たちが健康な生活を送るためにとても大切なことなのです。

### ▶カラダを温めるとこんないいこと

#### 1 免疫力がUP!
免疫細胞を活発にするためには36.5度の体温が理想的。体温が1度上がると免疫力が5〜6倍上がるといわれています。身体を温め、平熱を上げることが健康維持に大切です。

#### 2 基礎代謝量がUP!
内臓の働きや体温を維持するための基礎代謝量を高めます。身体が冷えると血行が悪くなるため基礎代謝量は低下。老廃物がたまってやせにくくなるなど不調の原因に。

#### 3 解毒作用がUP!
肝臓には、アルコールや薬など、体内に入った有害物質を解毒して排出する働きがあります。体温が下がると分解酵素の働きが悪くなり、老廃物がたまることにも。

## 02: カラダを温める効果的な方法

衣服や入浴など身体の外から温める方法も効果的ですが、根本的な改善にはならないので、身体の中から温めることが大切。温かいものを食べるだけでなく、身体を温める食材を積極的にとること。また、熱を作り出す筋肉のもとになる動物性たんぱく質をとることも重要です。

### ▶カラダを温める食品の代表例

| 根菜類 | きのこ類 | スパイス類 |
| --- | --- | --- |
| しょうが | しいたけ | 唐辛子 |
| にんじん | えのきだけ | こしょう |
| ごぼう | まいたけ | 山椒 |
| 大根 | しめじ | ナツメグ |
| かぶ | きくらげ | 八角 |
| れんこん | | |

CHAPTER 2

カラダの内側から整える

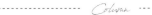

## 健康と美容のための「腸活」と「温活」

### ——「腸活」

#### 1　十分な睡眠をとる

腸は寝ている間に活発に動くため、規則的な睡眠が腸のリズムをつくります。睡眠が乱れると、腸は本来の力を発揮できません。便をスムーズに送ることができないので便秘や下痢になりやすくなるほか、腸内環境が乱れて身体に悪影響が出てしまうのです。毎日決まった時間にぐっすり眠ることを心がけて。

#### 2　ウォーキングをする

ウォーキング時の振動によって血流がよくなることで、腸の動きが活性化されます。また、歩くことで腸を支える筋肉（腸腰筋）が鍛えられ、腸の蠕動運動を促します。さらに、ウォーキングには自律神経を整える働きがあります。腸はリラックスした状態のときに活発に動くので、ランニングよりウォーキングがベター。

#### 3　腸を温める

腸を温めると腸の動きが活発になり、老廃物をスムーズに排出することで腸内細菌のバランスが整います。特に女性は冷えやすいので、夏でもおなかは出さない、冬は腹巻きをする、ゆっくり湯船につかるなど、常に腸を冷やさないようにすることが大切です。

### ——「温活」

#### 1　大きな筋肉を動かす

運動は筋肉を使うことで熱を発生させ、また代謝がよくなるので身体が温まりやすくなります。なかでも太ももなど大きな筋肉を動かすと、血流がアップ。日常でエレベーターでなく階段を使ったり、腹筋を鍛えるのもGOOD。ウォーキングやストレッチなどの軽めの運動でも効果が得られます。

#### 2　身体の外から温める

内臓が集中するおなかまわりを温めるだけでも、全身の代謝が改善されます。腹巻きや湯たんぽなどの温めグッズを使って、下腹部を温めるのがおすすめです。また、入浴は、40度前後の温度で15〜20分ゆっくり湯船につかるのが効果的。熱いお湯ではなく、ぬるま湯のほうが身体の芯から温まり、効果が持続します。

#### 3　カラダを温める飲み物

温かい飲み物でも、コーヒーや緑茶など、カフェインを含む飲み物は、逆に身体を冷やしてしまいます。身体を温める飲み物の代表は、しょうが湯やココアなどがあり、血管を広げて血液の循環をよくする効果があります。白湯もおすすめです。

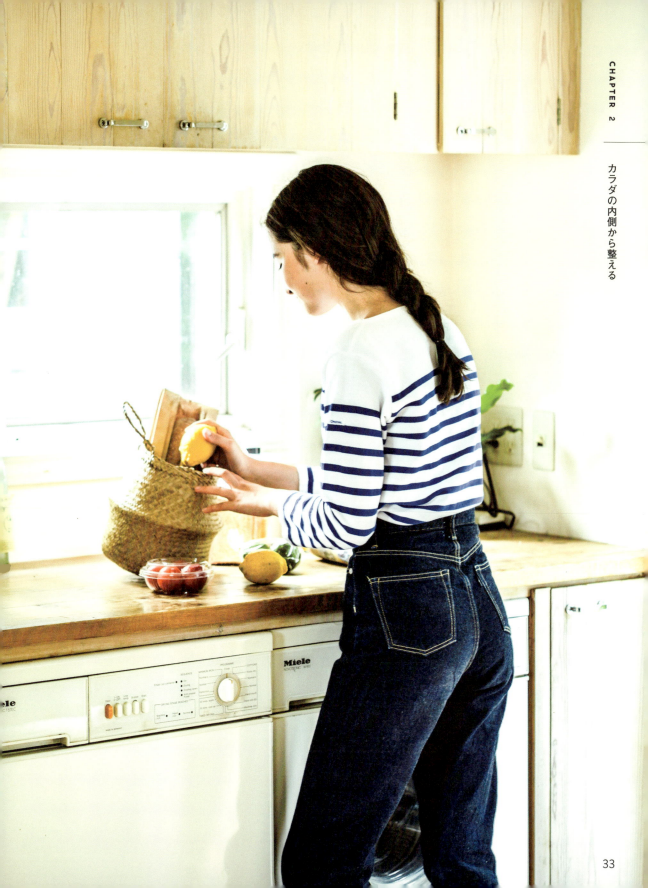

# 食事とエイジングケア

食事は老化のスピードと大きく関わりがあります。抗酸化や抗糖化作用のある栄養素が含まれる、エイジングケアにおすすめの食べ物を紹介します。

## 01: キーワードは「酸化」と「糖化」

老化を予防するカギは「抗酸化力」と「抗糖化力」を高めること。それには生活習慣も大きく関わってきますが、抗酸化物質や抗糖化物質を含む食べ物を摂取することが効果的です。

### 「酸化」

「酸化」とは、物が酸素と結びつく働きをいいます。りんごの切り口が茶色くなったり、鉄がサビたりするのも酸化。人間の体内に取り込んだ酸素の一部は高い酸化力を持つ活性酸素になり、これが細胞に結びつくと細胞の働きを鈍らせます。これがいわゆる「サビ」。細胞の老化が早まり、シワ、たるみなどの肌トラブルや生活習慣病の原因に。活性酸素は喫煙やストレスなどで増加するので注意して。

### 「糖化」

「糖化」とは、体内の余分な糖分がたんぱく質と結びつく反応。身体の「サビ」が酸化といわれるのに対し、糖化は身体の「コゲ」と呼ばれます。炭水化物や甘いものなどをとりすぎると、過剰な糖質が体内のたんぱく質と結びつき、AGEs（終末糖化産物）という強力な老化促進物質を作ります。これが体内にたまると、肌の老化にはじまり、動脈硬化や認知症などにも。糖質の摂取を控え、糖の吸収を抑える食材を積極的にとることが重要です。

## 02:「抗酸化力」を高める

強い抗酸化力があるといわれているのが、野菜や果物の色彩や辛み、香りなどの成分で、第7の栄養素として注目されているフィトケミカル。活性酸素を除去するだけでなく、免疫力を高める効果もあります。フィトケミカルの中で一番の抗酸化力を誇るのが、アントシアニンやカテキンなどのポリフェノール。また血行や新陳代謝を促進するビタミンやミネラルなども欠かせない栄養素です。

—— 1 **フィトケミカル**

リコピン：トマト、すいか、さくらんぼ
ポリフェノール：アサイー、カカオ、赤ワイン、ざくろ
アントシアニン：ブルーベリー
カテキン：緑茶
セサミン：ごま
イソフラボン：大豆、豆乳、豆類
ペクチン：りんご、みかん、あんず
ルチン（ビタミンP）：そば

—— 2 **ビタミン類**

$\beta$-カロテン（ビタミンA）：緑黄色野菜（かぼちゃ、ほうれんそう、にんじん）
ビタミンC：じゃがいも、パプリカ、いちご、レモン、キウイフルーツ、柿
ビタミンE：ナッツ類、アボカド、ブロッコリー
アスタキサンチン：桜えび、鮭、イクラ
コエンザイムQ10：レバー、まぐろ、かつお

—— 3 **ミネラル類**

亜鉛：カキ、小麦胚芽、レバー
セレン：大豆、玉ねぎ、魚介類

## 03：「抗糖化力」を高める

糖化は、食後に血液中に余分な糖があふれた状態で起こるため、血糖値の上昇を抑えることが大切です。最初に野菜などの食物繊維、最後に炭水化物を食べるようにするだけでも効果的。また糖の分解、血糖値の上昇がゆるやかな食品というのもあり、その目安となるのがGI値。低GI食品は、玄米や全粒粉パン、黒砂糖など精製していない食品をさし、生活習慣病の予防も期待できます。

—— 1 **食物繊維**
　野菜、いも類、豆類、海藻、きのこ類、
　穀物、果物など

—— 2 **低GI食品**
　玄米、全粒粉のパン、きび砂糖、黒砂糖
　（精製していない胚芽や穀物がついた茶色い食品）

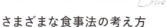

### さまざまな食事法の考え方

**マクロビとは**

マクロビ（＝マクロビオティック）とは、「長く思い切り生きるための理論と方法」のこと。もともとは1960年代に日本人の桜沢如一氏が提唱した食事法と思想で、これがアメリカで話題となり、世界に発信されました。現在では動物性のもの、特に肉や卵を食べず、無農薬・自然農法の穀物や野菜を中心とした食事法として認識されています。

**精進料理とは**

殺生にあたる肉食を避け、仏教の修行に専念するための、日本古来の伝統料理。肉や魚などを使わず、野菜、きのこ、大豆などの植物性の食材や海藻で、必要最低限の栄養を摂取します。美食を戒め、粗食であれという行でもあります。精進料理の精進は、ひたすら仏道修行に努めることで、悟りを極めるための食事という意味もあります。

**薬膳とは**

中医学の理論に基づいた料理。自然界に存在する「木・火・土・金・水」という五行の考え方と、身体をつくる五臓（肝・心・脾・肺・腎）と五味（甘・酸・辛・苦・鹹）に対応した食材と生薬を組み合わせて作られ、栄養、効果、色、香り、味、形などすべてがそろった食養生の方法です。身体の回復を促す、身体を強くするなど老化を防ぐ目的があります。

CHAPTER 2 　カラダの内側から整える

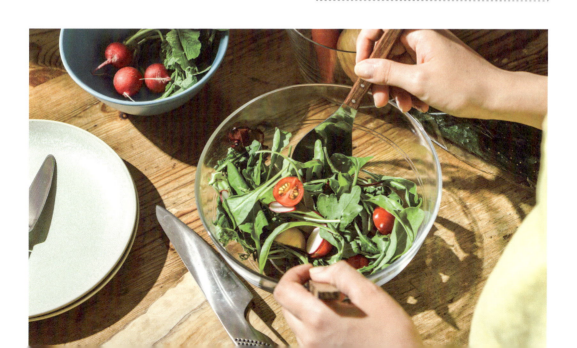

## 04： オイルとエイジングケア

オイルは、ダイエットやニキビの大敵！ そんなイメージがつきものですが、必要なエネルギー源や身体をつくる大切な栄養素のひとつです。オイルに含まれる脂肪酸は、動物性脂肪の「飽和脂肪酸」と植物油の主成分である「不飽和脂肪酸」の2種類があり、なかでも良質な油である不飽和脂肪酸は、免疫力を高めるなど健康によいだけでなく、水分の保持力を高めて肌バランスを整えるなど、美容の面でも注目を浴びています。

### ▶オメガ脂肪酸の特徴と含まれる食べ物

オメガ脂肪酸はオメガ3、オメガ6、オメガ9の3種類に分けられます。オメガ3には目や脳によいとされる魚油（DHA、EPA）やα-リノレン酸などがありますが、熱に弱く、酸化しやすい性質があります。オメガ6は、血液中の悪玉コレステロール濃度を下げるリノール酸などです。オメガ3に比べると安定性が高いですが、熱に弱いのは同じ。オメガ9はオメガ6と同じく血中の悪玉コレステロール濃度を下げるオレイン酸などです。熱に強く、酸化しにくいのが特徴です。

### 「飽和脂肪酸」

バターなどの乳製品や肉の脂など、動物性脂肪に多く含まれます。常温で固まりやすく固体なのが特徴。血液中のコレステロールを上昇させてしまうので、とりすぎると肥満など生活習慣病を起こす可能性があります。

### 「不飽和脂肪酸」

常温で固まりにくく液体なのが特徴。植物油の主成分で、魚の油にも多く含まれています。血中の中性脂肪やコレステロール量の調整、アレルギー症状の緩和に作用します。近年注目のオメガ脂肪酸も不飽和脂肪酸の一種です。

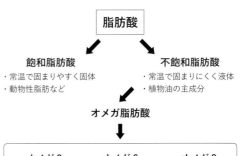

---

### スーパーフードとエイジングケア

スーパーフードとは、栄養バランスにすぐれ、一般的な食品より栄養価も高い食品のこと。また、何世紀にもわたって私たち人間の健康を支えてきた食品で、安全性が高く、信頼がおけることも大きな特徴です。単に栄養面ですぐれているだけでなく、特定の栄養成分が突出して多く含まれているため、少量で栄養・健康成分を効率よくとることができます。抗酸化作用の高いスーパーフードが、近年エイジングケア食品として注目されています。

### プライマリースーパーフード10

スーパーフード発祥の地であるアメリカ・カナダで、代表的なスーパーフードとして認知されているもので、日本スーパーフード協会が特に重要と考えて、優先的に国内で推奨する食品のこと。

スピルリナ、マカ、クコの実（ゴジベリー）、カカオ、チアシード、ココナッツ、アサイー、カムカム、ブロッコリースーパースプラウト、麻の実（ヘンプ）

# 季節のおすすめRECIPE

必要な栄養を効率よくとることができる旬の食材。
普段から意識して食材を選んだり、献立を考えるのがおすすめです。
季節ごとに、手軽にできるレシピをご紹介します。

CHAPTER 2 ── カラダの内側から整える

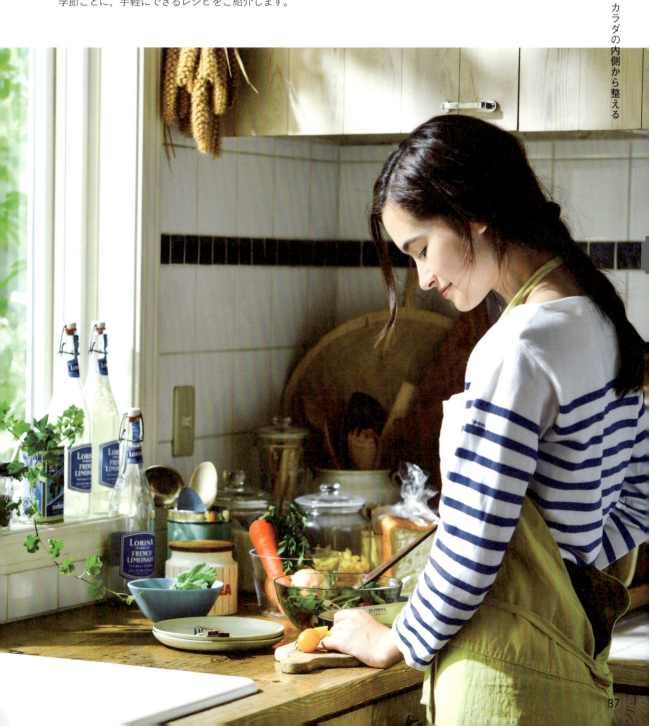

| 春 SPRING

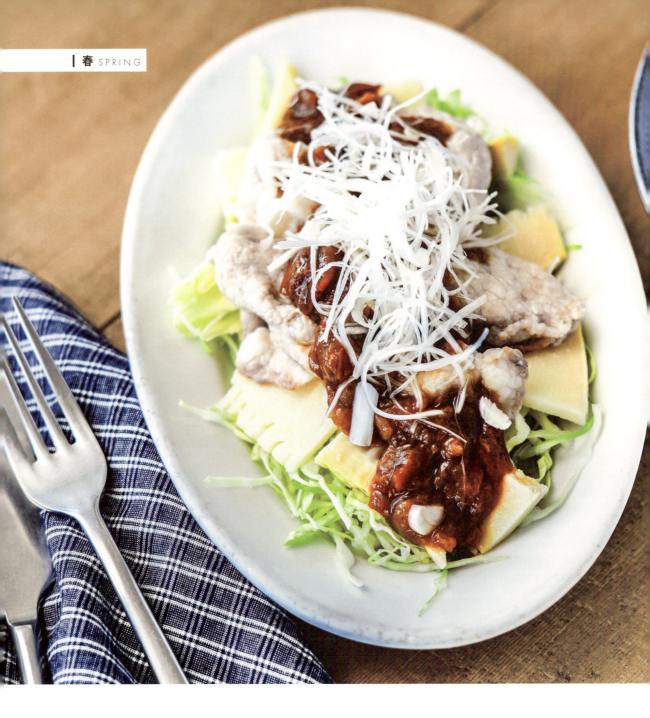

CHAPTER 2 カラダの内側から整える

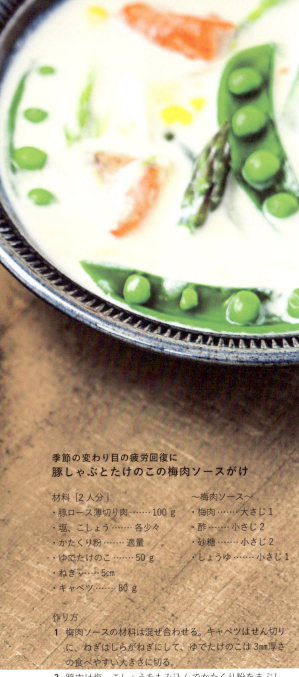

### 季節の変わり目の疲労回復に
### 豚しゃぶとたけのこの梅肉ソースがけ

材料［2人分］
- 豚ロース薄切り肉……100g
- 塩、こしょう……各少々
- かたくり粉……適量
- ゆでたけのこ……50g
- ねぎ……5cm
- キャベツ……80g

～梅肉ソース～
- 梅肉……大さじ1
- 酢……小さじ2
- 砂糖……小さじ2
- しょうゆ……小さじ1

作り方
1. 梅肉ソースの材料は混ぜ合わせる。キャベツはせん切りに、ねぎはしらがねぎにして、ゆでたけのこは3mm厚さの食べやすい大きさに切る。
2. 豚肉は塩、こしょうをもみ込んでかたくり粉をまぶし、沸騰した湯の中でさっとゆでる。冷水にとり、水けをきる。
3. 皿にキャベツを敷き、たけのこ、豚肉をのせて梅肉ソースをかける。仕上げにしらがねぎをのせる。

MEMO
豚肉に含まれるビタミンB1、梅や酢に含まれるクエン酸には疲労回復効果があり、一緒にとると効果的。豚肉のビタミンB1は、かたくり粉をつけると流出が抑えられます。キャベツに含まれるビタミンUが豚肉の消化を助けます。

### 美肌をつくる絶品メニュー
### 鮭と春野菜の豆乳シチュー

材料［2人分］
- 生鮭……4切れ
- グリーンアスパラガス……2本
- 玉ねぎ……1個
- キャベツ……100g
- コーン（缶または冷凍）……大さじ4
- スナップえんどう……4本
- 塩……少々
- こしょう……少々
- 薄力粉……適量
- 鶏ガラスープのもと……小さじ1
- 白みそ（なければ合わせみそ）……大さじ3
- 豆乳（無調整）……450ml
- サラダ油……適量

作り方
1. 生鮭は皮をはがして一口大に切り、塩、こしょうを振って薄力粉を軽くまぶす。フライパンにサラダ油を熱して入れ、両面に焼き色がついたら一度取り出す。
2. フライパンにサラダ油を足し、1cmの斜め切りにしたアスパラガス、8等分のくし形切りにした玉ねぎをいためる。しんなりしたら薄力粉大さじ1を入れていためる。
3. 水150mlを注ぎ、沸騰したら5cmのざく切りにしたキャベツ、コーン、鶏ガラスープのもとを加えて軽くまぜ、ふたをして途中まぜながらやわらかくなるまで弱火で10分程度蒸し煮にする。
4. 白みそを加えてとかし、豆乳と鮭を加え沸騰し始めたらすぐに火を止める。皿に盛り、筋をとって塩ゆでしたスナップえんどうをのせる。

MEMO
鮭は抗酸化物質のアスタキサンチンやDHAを含むため、脳の活性化が期待できます。豆乳に含まれるイソフラボンは、エストロゲンに似た働きをするといわれています。

### 夏に偏りがちな栄養を補う
### ゴーヤとトマトのみそチャンプルー

材料 [2人分]
- ゴーヤ……100g（1/2本）
- トマト（中）……1個
- 木綿どうふ……150g（1/2丁）
- 卵……2個
- かつお節……適宜

A
- 合わせみそ……大さじ1
- しょうゆ……小さじ1
- すりごま……小さじ2
- こしょう……少々
- ごま油……小さじ2

作り方
1. ゴーヤは縦半分に切り、スプーンで種とわたをとって3～5mmにスライス。トマトは8等分のくし形切りに。とうふは一口大よりも大きめに手で割る。
2. 卵をボウルに割ってとき、Aとまぜる。
3. フライパンにごま油を熱し、中火で1分くらいゴーヤに火を通したら、トマト、とうふを加えてさっといためる。
4. 2を流し入れ、とうふをくずしすぎないよう大きくまぜて卵を全体にからませ、卵に火が通ったら火を止める。皿に盛り、好みでかつお節をのせる。

MEMO
ゴーヤに含まれるビタミンCは加熱しても壊れにくいのが特徴。卵には多くの栄養素が含まれ、効率よく栄養を補給できます。とうふに含まれるレシチンは集中力や記憶力を高める効果が。丈夫な骨や歯をつくるカルシウムも豊富です。

### 太らない身体と美肌づくりに
### 鶏ささみ入りカラフルサラダ

材料 [2人分]
- 鶏ささみ……1本
- 塩……少々
- こしょう……少々
- 酒……小さじ1
- パプリカ（黄）……1/8個
- トマト（中）……1/2個
- きゅうり……1/4本
- ブラックオリーブ……10個
- ミックスビーンズ……50g

A
- オリーブオイル……小さじ2
- ブラックペッパー……少々
- 酢……小さじ2
- 塩……ひとつまみ

作り方
1. 鶏ささみに塩、こしょうをもみ込み、酒を振りなじませる。耐熱皿にのせて電子レンジで加熱する（目安：600Wの場合1分30秒）。粗熱がとれたら適当な大きさに手で裂く。
2. パプリカは1～2cmの乱切り、トマトは1cmの角切り、きゅうりは1cm厚さのいちょう切りにする。
3. ボウルに1とA以外の残りの食材を入れ、Aを加え全体をまぜる。

MEMO
パプリカにはビタミンC、ルテインが豊富に含まれているため、抗酸化作用にすぐれ、エイジングケアに最適。トマトに含まれているリコピンには抗酸化作用と体内の脂肪の蓄積を防ぐ作用が期待できます。

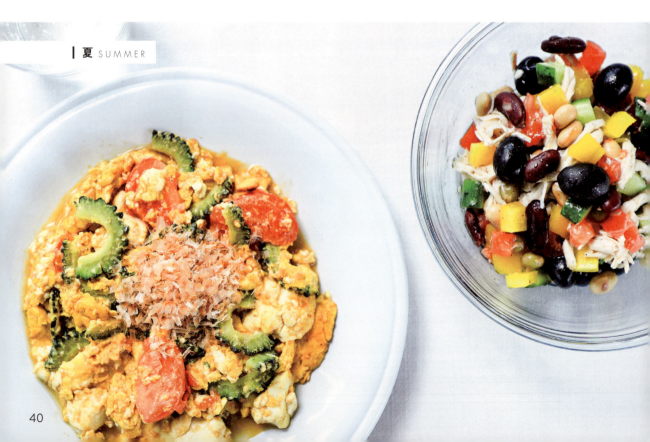

夏 SUMMER

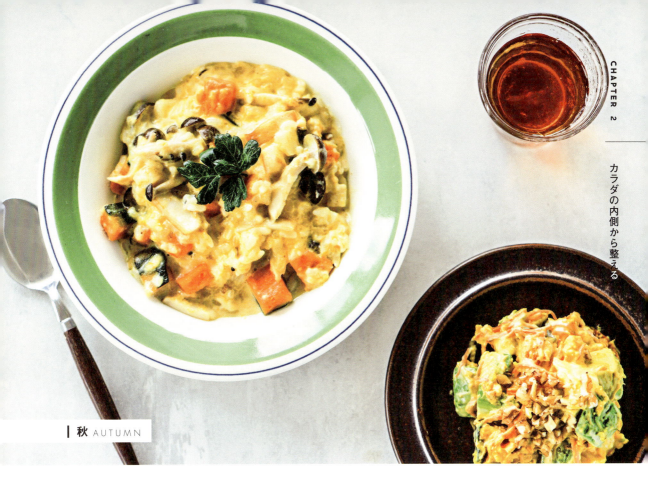

| 秋 AUTUMN

CHAPTER 2 カラダの内側から整える

### 消化吸収にすぐれ丈夫な身体に導く
### きのこと長いもとかぼちゃの簡単クリームリゾット

材料 [2人分]
- 好みのきのこ類 … 100 g
- 長いも …… 50 g
- かぼちゃ …… 100 g
- 温かいごはん …… 100 g
- バター …… 10 g
- 牛乳 …… 220ml
- 顆粒スープ（コンソメ）… 小さじ1
- パルメザンチーズ … 大さじ1
- 塩 …… 少々
- こしょう …… 少々

作り方
1. きのこは食べやすい大きさに切る。長いもは1cm角、かぼちゃは皮をまだらにむき1.5cm角に切る。
2. フライパンを熱してバターをとかし、1をいためる。きのこに火が通ってきたらごはん、牛乳、顆粒スープを加え、ごはんを軽くほぐしてふたをずらして弱火で8分煮る。焦げないようにときどきまぜる。
3. パルメザンチーズをまぜ、塩、こしょうで味を調える。

― MEMO ―
きのこ類はビタミンDや食物繊維など、多くの栄養素が含まれています。長いもは消化を助けるアミラーゼ、吸収を助けるムチン、貧血予防の鉄分と、身体が喜ぶ成分がいっぱい。1品で1日の必要量の約1/3のカルシウムがとれます。

### ビタミン効果で風邪の予防にも
### かぼちゃとアボカドと卵のサラダ

材料 [2人分]
- かぼちゃ …… 100g
- アボカド …… 1/2個
- ゆで卵 …… 1個
- にんじん …… 20 g

A
- マヨネーズ …… 大さじ1
- ヨーグルト …… 大さじ1
- 塩 …… 少々
- 好みのナッツ …… 適宜

作り方
1. かぼちゃは皮をまだらにむき、一口大に切ってやわらかくなるまで蒸す。アボカドは2cmの角切りに。にんじんは細めのせん切りにし、塩を振りまぜ、1〜2分おいて両手でしぼる。ゆで卵は手でつぶすようにあらめにくずす。
2. ボウルに1、Aをまぜ合わせる。かぼちゃはあまりつぶさないこと。
3. 器に盛りつけて、ナッツを砕いて散らす。

― MEMO ―
β-カロテンが豊富なかぼちゃは、ビタミン・ミネラルもバランスよく含んでいます。抗酸化力が期待でき、身体を温める作用もあります。アボカドはビタミンEとCとの相乗効果で、風邪の予防に最適です。

冷えきった体を温める
### 手羽元の参鶏湯風スープ

材料［2人分］
- 鶏手羽元……6本
- 塩……少々
- こしょう……少々
- 大根……200g
- にんじん……1/2本
- ごぼう……5cm
- しょうが……20g
- にんにく……1かけ
- 米……大さじ2
- クコの実……8粒

A
| 酒……大さじ2
| 鶏ガラスープのもと…小さじ1
| 塩……小さじ1/2
| こしょう……少々
| 水……500ml

- あさつき…適量（小口切り）

作り方
1. 手羽元は塩、こしょうで下味をつける。
2. 大根、にんじん、ごぼうは食べやすい大きさの乱切りに。しょうがは皮をむき、薄切りにする。にんにくはつぶす。
3. 鍋に米、2、クコの実とAを入れて弱火にかけ、沸騰したら手羽元を加え、ふたをずらして30分煮る。器に盛り、あさつきを散らす。

MEMO
アダプトゲンでもあるクコの実は、冷えやストレスにより免疫力が低下しがちな冬におすすめ。しょうがは血行促進作用があり、加熱したほうがより効果的です。

食物繊維たっぷり！
### 牛肉と根菜のバルサミコいため

材料［2人分］
- 牛こまぎれ肉……150g
- にんじん……40g
- ごぼう……40g
- れんこん……40g
- 玉ねぎ……1/4個

A
| バルサミコ酢……小さじ2
| はちみつ……小さじ1
| しょうゆ……小さじ1

- 塩……適量
- こしょう……適量
- サラダ油……小さじ2

作り方
1. 牛肉に塩、こしょう各少々で下味をつける。にんじん、ごぼうは乱切り、れんこんはいちょう切り、玉ねぎはくし形切りにする。
2. フライパンにサラダ油を熱し、中火で牛肉をいためる。半分くらい色が変わったら、にんじん、ごぼう、れんこん、玉ねぎを加えてさらにいためる。
3. にんじんに火が通ったら、Aを加え、まぜながらいためる。とろみがついたら、塩、こしょう各少々で味を調えて完成。

MEMO
ごぼうには不溶性、水溶性の食物繊維がバランスよく含まれているのが特徴。れんこんにもでんぷんのほか、食物繊維が多く含まれています。ごぼうに含まれるポリフェノールは水にとけるので水にさらさずに使うほうがよいでしょう。

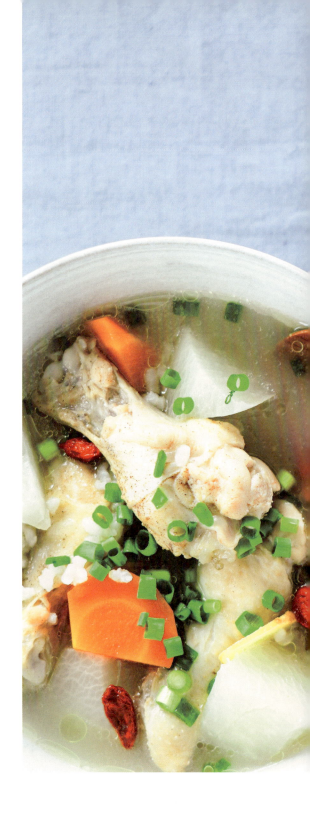

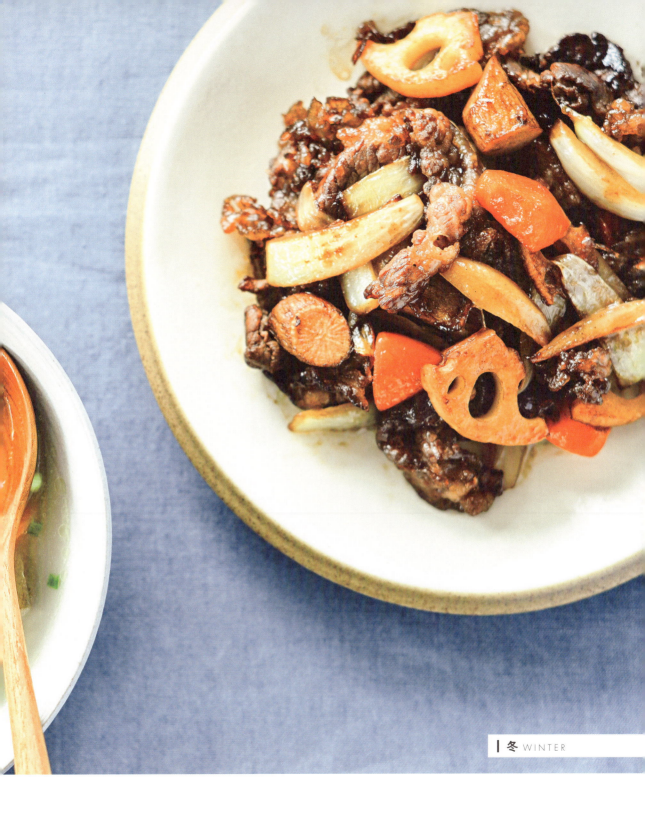

冬 WINTER

| LESSON 2 | **カラダを休める睡眠**

毎日身体がだるくて疲れがとれなかったり、なんとなく調子が悪い……。
その原因は、もしかしたら睡眠にあるかもしれません。
まずは眠るときの習慣を見直してみましょう。

## 睡眠の役割

睡眠は脳や身体はもちろん、精神的な疲れもリカバリーし、翌日、再びがんばるためのエネルギーをチャージしてくれます。その機能を十分発揮させるには、量の確保とあわせて質のよい睡眠をとり、心も身体もしっかり休めることが大切です。

### 01： 眠りと疲れの関係

睡眠時間が5時間を切る日が続くと、お酒を2〜3杯飲んだときと同じくらい脳の機能が低下するといわれています。睡眠不足は日中のパフォーマンスを低下させるだけでなく、ホルモンや自律神経のバランスが乱れたり、基礎代謝が落ちたりします。すると疲れがとれず、身体の不調につながってしまうことも。また免疫力が低下し、風邪などにかかるリスクも高まります。

### 02： 睡眠がしっかりとれていると？

睡眠中には、さまざまなホルモンが分泌されます。なかでも成長ホルモンは睡眠時に最も多く分泌され、細胞の成長や修復、新陳代謝の促進、肌をキレイにしたりエイジングケアの役割も果たすなど、私たちが生き生きと活動するために欠かせません。また、眠っている間に自律神経が整うことで、脳や身体がリラックスし、しっかり休息をとることができるのです。

---

**こんなイイこと！**

□ 脳の働きが UP！
□ 気持ちが前向き、ポジティブに！
□ 風邪をひきにくい身体に！
□ お肌がピカピカに！

---

### 睡眠負債とは？

日々の睡眠不足が借金のように積み重なり、心と身体にマイナスの要因が積み重なっていく状態のこと。睡眠負債は、休日の寝だめでは解消できないため、日ごろから十分な睡眠時間をとることが重要です。

## 睡眠のメカニズム

睡眠には、疲れたから眠るしくみ、夜になると眠るしくみ、目覚めている状態を維持するしくみがあり、それぞれがバランスよく調節されています。どれか1つでもうまく働かなくなると、適切な眠りがとれなくなってしまいます。また、身体を休ませるレム睡眠と、脳を休ませるノンレム睡眠があり、身体のメンテナンスや記憶の整理などを行います。目的の違う睡眠が交互に朝まで繰り返されることで、身体と脳を休ませています。

### 01： 「サーカディアンリズム」と睡眠の関係

睡眠の重要なカギを握っているのが「サーカディアンリズム（概日リズム）」。朝になると目が覚めて活動的になり、夜になると眠くなるのは、このサーカディアンリズムの働きによるものです。これが乱れると、私たちの眠りの質に大きな影響を与えてしまいます。また、疲れると自然に眠くなるのは、身体の状態を一定に保とうとする「ホメオスタシス」の働き。大脳がシステムダウンしないよう、眠気を誘発して覚醒レベルを下げます。

### 02： 睡眠に関わるホルモン

睡眠には、メラトニンとセロトニンというホルモンが深く関わっています。メラトニンは自然な眠りを誘う働きがあり、睡眠ホルモンと呼ばれています。このメラトニンの原料となるのがセロトニンです。朝、光を浴びると、サーカディアンリズムがリセットされ活動状態に。するとメラトニンの分泌がストップ。目覚めてから14〜16時間後に再び分泌され、その作用で身体の深部体温が低下して眠気を感じるようになります。メラトニンは夜になると分泌量が増えますが、そのためには日中に太陽光を浴びて、セロトニンをきちんと作っておくことが重要です。

### 03： 睡眠とビューティ

昔から夜10時〜午前2時がお肌のシンデレラタイムといわれていますが、今はその時間帯よりも入眠した時間が重要とされています。本当のお肌のシンデレラタイムは「入眠から3時間」。眠りに落ちてすぐのこの時間帯に、天然の美容液と呼ばれる成長ホルモンが最も分泌されるといわれています。また、睡眠中に分泌されるメラトニンは、抗酸化作用が高いことでも知られており、エイジングケアに効果的。もちろん、ただ眠っているだけではダメ。ぐっすり深く眠り、質のよい睡眠をとることで美肌がつくられます。

### 04： 睡眠とダイエット

睡眠とダイエットは一見関係ないように思えますが、実は大きく関わっています。睡眠が足りていないと、自律神経やホルモンバランスが乱れます。すると食欲増進するホルモンが増え暴飲暴食につながります。また、体脂肪を分解・燃焼させてくれる成長ホルモンや副腎皮質ホルモンのコルチゾールの分泌が減ってしまい基礎代謝が下がることも肥満の原因に。良質な睡眠は胃や腸を休めるだけでなく、脂肪を燃焼したり、ストレスを解消したり、食欲を抑えたりするなど、ダイエットにはうってつけ。表裏一体の関係にあるのです。

#### 加齢とともに減少するメラトニン

メラトニンは、年齢とともに分泌量が減ることが明らかになっています。年をとると朝早く目覚めたり、睡眠時間が減ってくるのはこのためです。

CHAPTER 2 ― カラダの内側から整える

## 質のよい睡眠の条件

よい眠りには量と質が大きく関わっています。量に関しては科学的な根拠がありませんが、最低でも6時間以上、健康と美容には7〜8時間の睡眠が最適だと考えられています。一方、深く眠れているという熟睡感が、睡眠の質。この2つの条件がそろうことで心地よい眠りに結びつくのです。

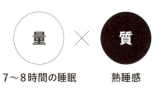

量 × 質
7〜8時間の睡眠 　熟睡感

### 1つでもあてはまる人は要注意！

☐ 朝スッキリ起きられない
☐ 朝に排便がない
☐ 朝ごはんを食べる気がしない
☐ 午前中に眠気がある
☐ 休日になると寝だめしている

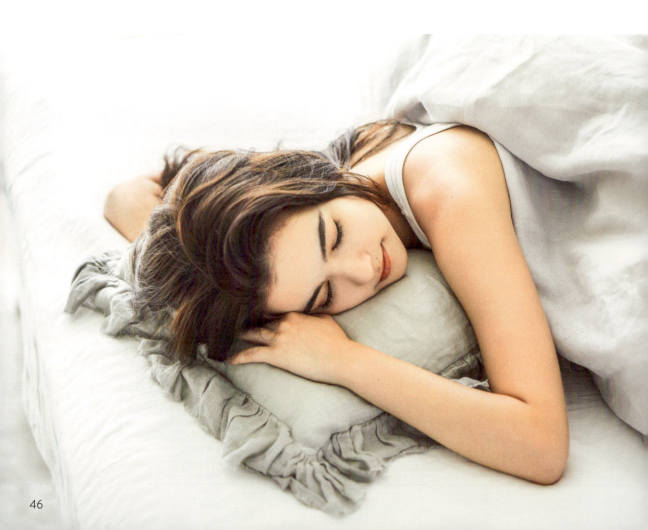

## 質のよい睡眠のための7つのこと

### ──#1 毎日起きる時間を一定にする

毎日同じ時間に就寝するのが理想ですが、それよりも起きる時間を決めることが大切。何時に眠っても同じ時間に起きることで、サーカディアンリズムが乱れるのを防ぐ効果があります。とはいえ、量が少なすぎるのはよくないので、身体のためにも7時間程度の睡眠時間は確保するよう心がけて。

### ──#2 昼夜の光のメリハリをつける

日中は太陽の光を浴びて意欲的に活動し、夜はなるべく光を浴びないのが基本。夜は就寝1時間前にはテレビやスマートフォンをオフにして、ベッドルームの照明は落としましょう。スマートフォンなどのブルーライトの強い光は脳を覚醒させてしまうので、特に就寝前に見るのはNG。また、太陽の光を浴びることでサーカディアンリズムがリセットされるので、朝起きたらすぐにカーテンを開け、光を取り入れて。15秒程度光を浴びれば十分です。

### ── #3 朝食を毎日食べる

睡眠中も脳や内臓を働かせるためにエネルギーが使われています。そこで活動開始のエネルギー補充のために大事な習慣が「朝食」。特にとりたいのはたんぱく質。たんぱく質に含まれるトリプトファンは、セロトニンの材料になります。セロトニンは夜になるとメラトニンに変換され、快眠へつながります。また、起きて1時間以内に朝食をとることで、脳にある遺伝子のひとつである「腹時計」が目覚めます。この腹時計が正常なリズムを刻むことで、自然と身体の調子もよくなります。

### ── #4 就寝3時間前には食事を終わらせる

胃に入った食べ物は、消化におよそ2〜3時間必要とされています。食後は消化器官が活発に働いているため、深部体温が上がってしまい、睡眠に適した状態とはいえません。そのため、食事は就寝3時間前にすませるのがベター。また仕事などでどうしても難しい人は、遅い時間に量を食べすぎないよう分食がおすすめです。

### ── #5 寝だめをしない

身体は起床後目に光が入ってから14〜16時間後に眠気が訪れるとされています。寝だめをしてしまうと就寝時間も遅くなり、リズムが狂います。休日の寝だめは、平日のプラス2時間までにとどめるのがおすすめ。また寝不足ぎみの人は、積極的に15時までに20分程度の昼寝をしましょう。

### ── #6 スリープセレモニーを決める

スリープセレモニー＝入眠儀式は、眠るための条件づけのようなもの。パジャマに着がえる、アロマをたく、ハーブティーを飲む、ストレッチをするなど、好きなことでOK。毎日眠る前に行うと、「これをするといつも眠くなる」と脳や身体に刷り込まれ、すみやかに睡眠モードに切り替えることができるようになります。

### ──#7 睡眠五感を大切にする

ぐっすり眠るための快適な空間作りの基本として、「睡眠五感」というものがあります。視覚、嗅覚、聴覚、温熱感覚、触覚の5つを整えることで快眠空間が作られるのです。特に大切なのは視覚で、なかでも光と色は、眠りを左右するとても重要な要素。就寝1時間前になったら部屋の照明をやや暗めの暖色系にすること。できればカーテンやベッドカバーなど、視界に入りやすいものはリラックスできるパステルカラーがおすすめ。季節や自分の状態に合わせて、自分が癒やされる条件を整えることが大切です。

## LESSON 3　カラダを巡らせる運動

美と健康を保つために大切なのは、適度な運動で「巡りのよい身体」をつくること。
身体の巡りがいいと、エネルギー代謝が上がって太りにくくなったり、新陳代謝が活発になって
肌がキレイになるなど、いいことずくめ。そのために効果的な方法をご紹介します。

## カラダを動かすことのメリット

身体を動かして血流をよくすることは、食事で摂取した栄養素を肌や髪、爪など身体の隅々までしっかり届けることにつながります。また、エネルギーを多く使う場所は筋肉。適度な運動でほどよい筋肉をつけることで代謝のよい身体をつくることができます。また、老廃物がスムーズに排出されるのを助けるので、むくみも起こりにくくなります。さらに、筋肉を鍛えることで若返りホルモンと呼ばれる成長ホルモンの分泌が高まり、肌や髪もキレイになるなど、よいことがたくさんあります。

### 運動の役割

運動の本来の役割は、大きく2つ。ひとつは健康的な体形の維持。食べ物から摂取したエネルギーと運動や日常生活により消費したエネルギーがバランスよく保たれているのが体形の維持によい状態ですが、食べる量は変わらず運動不足になると、余ったエネルギーは脂肪として身体に蓄えられ、それが続くと肥満となります。もうひとつは、筋力や身体の機能の維持。体調をくずして寝込んだあと疲れやすかったり普段通りに動けないなど、体力や筋力の衰えを感じることがありますが、運動していないとこれらの働きが急速に衰えてしまうのです。それでなくても、加齢により筋力はどんどん落ちていきます。運動して筋力を維持することは、健康に生きるうえでとても大切なのです。

## カラダの循環を知る

私たちの身体には多くの水分が含まれており、新生児は体重の70〜80%、成人では体重の60〜65%が「体液」と呼ばれる水分でできています。飲み物や食事からとった水分は腸から吸収され、血液などの体液になって全身を循環しています。体液は、私たちの生命に関わるさまざまな役割をしており、酸素や栄養分を細胞に届け、老廃物を尿として排泄したり、体温が上がったときに皮膚への血流を増やし、汗を出して熱を逃がし体温を調整します。

### 01：巡りのよいカラダとは

血液やリンパ液など体液の循環がスムーズに行われ、酸素や栄養素の運搬、体温調節といった役割がきちんと機能していることが大切です。そのためには、血液とリンパ液の働きはもちろん、巡りの妨げになるむくみのしくみや巡りをサポートする筋肉の働きについても学びましょう。

## 02： 血液とリンパ液の働き

巡りのよい身体のカギを握る血液とリンパ液。血液は、心臓の動きをポンプとして体じゅうに栄養や酸素を届けます。リンパ液には、体内の老廃物の回収と運搬という役割があります。

### 血液

成人の血液量は体重の約1/13といわれ、主な役割は酸素、栄養素や老廃物の運搬。細菌や異物から身体を守ったり、血圧や体温の調整を行います。

### リンパ液

リンパ液は、体内の余分な水分や老廃物などを回収・排出し、病原菌やウイルスに抵抗するなど、身体を正常な状態に保ちます。リンパ液が回収した老廃物などは、全身の要所にあるリンパ節でろ過されます。

#### ▶むくみとリンパの関係

心臓というポンプのある血液とは違ってリンパ液の流れは非常に遅く、その流れを促すのが筋肉の収縮運動。デスクワークなど長時間同じ姿勢でいたり、立ちっぱなしの仕事などで筋肉が十分に収縮しないと、静脈やリンパ管の流れが悪くなって水分や老廃物が回収されず行き場を失い、皮膚の下にたまってしまいます。

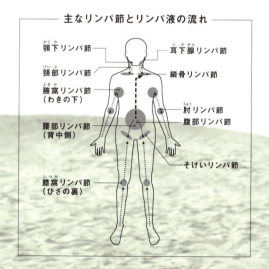

主なリンパ節とリンパ液の流れ
- 顎下リンパ節
- 耳下腺リンパ節
- 頸部リンパ節
- 鎖骨リンパ節
- 腋窩リンパ節（わきの下）
- 肘リンパ節
- 腹部リンパ節
- 腰部リンパ節（背中側）
- そけいリンパ節
- 膝窩リンパ節（ひざの裏）

## 03： 巡りのカギを握る筋肉

普段あまり運動をしていないと、筋力だけでなく柔軟性が失われ、関節の動きも悪くなります。かたく動きの悪い筋肉は、身体をゆがませ運動機能を低くするだけでなく、血液やリンパ液の流れも悪くし、身体に悪影響を与えてしまいます。そこで効果的なのが、柔軟性を高めるストレッチ。筋肉をほぐすことで巡りのよい身体を手に入れましょう。

### 巡りのよいカラダのつくり方

#### ストレッチ

ストレッチは、筋肉の柔軟性を高めるだけでなく、関節の動きをスムーズにする効果もあります。私たちの身体の土台は骨と筋肉。しなやかに動く身体をつくることが巡りのよい身体になる第一歩です。

#### 筋力トレーニング

筋肉に負荷をかけて筋肉量を増やし、代謝を向上する筋力トレーニングは、もともと筋肉が少なくつきづらい、女性にこそおすすめの運動です。姿勢や内臓を支える筋肉が少ないと猫背や骨盤まわりのゆがみ、内臓下垂などを引き起こし、冷えやコリ、むくみなどさまざまな身体の不調を誘発します。筋肉は静脈やリンパ液の循環を助ける筋ポンプの役割も持ち、血流の促進や丈夫な身体づくりにもつながります。女性こそ筋トレをして巡りのよい身体をつくりましょう。

カラダを目覚めさせ1日を快適にスタート！
## 朝起きたときのストレッチ

朝のストレッチには、血流を促し体温を上げる働きがあり、代謝を活発にします。
朝食前に行うのが効果的です。　　　　　　　　　　　※身体に無理のない範囲で行いましょう。

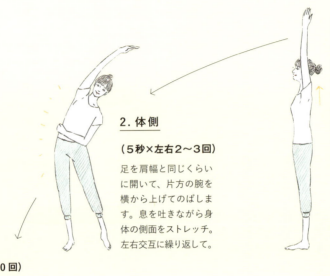

### 1. 背伸び
**（10秒）**

両足をそろえてまっすぐ立ちます。手のひらを真上で合わせ、しっかりのばして。左右の肋骨を交互に引き上げる感覚でのびをしましょう。

### 2. 体側
**（5秒×左右2〜3回）**

足を肩幅と同じくらいに開いて、片方の腕を横から上げてのばします。息を吐きながら身体の側面をストレッチ。左右交互に繰り返して。

### 3. 肩甲骨 （5〜10回）

両足をそろえて立ち、息を吸いながら両手を上にのばして手のひらは正面に向けます。次に息を吐きながらひじを曲げ下ろして。肩甲骨を下げて寄せる感覚で。

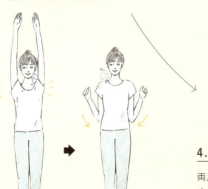

### 5. 背骨屈曲 （5秒）

前屈の姿勢から軽くひざを曲げ、息を吸いながら背骨の下のほうから背中を丸めるようにして上半身を起こします。

### 4. 前屈 （10〜20秒）

両足をこぶし1つ分の幅で立ちます。息を吐きながら首から少しずつ背中を丸めて前屈を。肩を軽く揺らして背中をリラックスさせると◎。

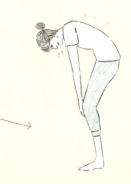

50

CHAPTER 2 カラダの内側から整える

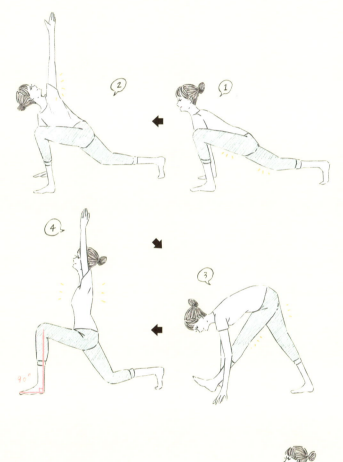

### 8. WGS

**(各10〜15秒)**

①右足を後ろにおいて両手は床につき、お尻を下げて胸を前に開きます。②次に左手をのばして真上に。胸周辺の背骨をひねりましょう。③左手を左足の外側につき、足の位置はそのままで、お尻を高く上げたあと、右ひざをまっすぐのばします。右足のかかとを床につけ、左足のつま先は上げます。④両ひざを曲げてお尻を下ろし、両手を合わせて真上にのばします。このとき前ひざはかかとの真上で曲げること。左右を入れかえ①〜④を行います。

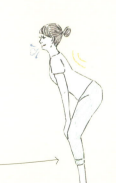

### 6. 背骨伸展

**(5秒)**

5の姿勢から、今度は息を吐きながら背中をそらせるようにのばします。このとき、胸を前へ開くようにしてのばすこと。5と6を5回繰り返します。

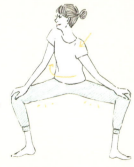

### 7. 体幹ひねり&内もも

**(10秒×左右交互2〜3回)**

足を左右に大きく開いて、つま先は外側に。ひざをガニ股に曲げて手をひざの上におき、片方の肩を内側に入れて身体をひねります。

51

カラダの疲れをリセット&質のよい睡眠を促す
## 夜寝る前のストレッチ

1日の疲れをとり、身体をリセットするストレッチを。ゆっくり深い呼吸をしながら行うことで身体と心をリラックスさせます。お風呂上がりや寝る前に実践するのがおすすめです。
※身体に無理のない範囲で行いましょう。

### 2. もも裏&腰 (20〜30秒)

今度はひざをのばして座ります。息をゆっくり吐きながら、おへそを太ももへ近づけ、もも裏と腰をのばしましょう。

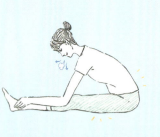

### 1. 股関節&内もも (20〜30秒)

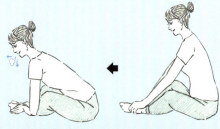

床に座って両足裏を合わせます。脚はひし形になるように両ひざを開き、息を吐きながらおへそを床へ近づけます。背中や首はリラックスして。

### 3. 股関節 (10〜20秒)

身体を後ろに倒し、ひじで身体を支えて軽く脚を開きます。股関節を支点にして、股関節から脚を開閉。開くときは力を抜くこと。

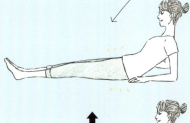
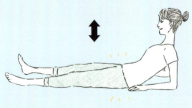

### 5. ウエスト&腰 (左右交互10〜15回)

あお向けになって両ひざを立て、両腕はハの字に開きます。両肩を床につけたまま両ひざを左右に倒します。倒すときに、息を吐いて力を抜きましょう。

### 4. お尻 (20〜30秒×左右1回)

あお向けになったら、ひざを4の字になるように曲げ、手をももの裏に添えます。息を吐きながら脚を胸へ引き寄せて。

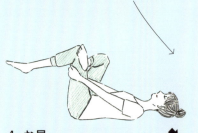
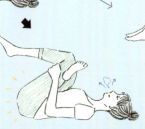
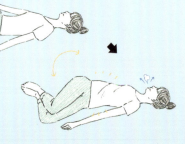

### 9. 腰 （8〜10回）

あお向けに戻って両脚を上げ、ひざ裏に両手を添えます。この体勢で身体を前後にゆらゆら揺らします。

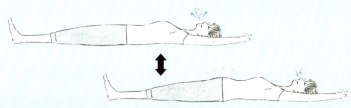

### 10. 腹式呼吸 （吐いて6〜10秒、吸って3〜5秒×5回）

あお向けに寝て両手を上げます。おへそを背骨へ近づけるようにおなかに力を入れ、口からゆっくり息を吐ききります。次に鼻から息を吸い、おなかに空気を入れてふくらませて。このとき、腰と床に手のひらが入るくらいのすき間を作ったままで楽に行うこと。

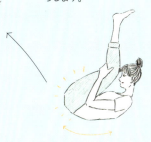

### 8. おなか （20〜30秒）

うつ伏せ状態になったら、両腕で上半身を起こします。息を吐きながら、おなかをのばしましょう。難しい場合はひじを曲げてもOK。

### 6. もも前
（20〜30秒×左右1回）

身体の側面を下にして横になり、上側の足を手で持ちます。息を吐きながら、かかとをお尻に引き寄せます。

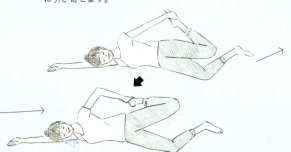

### 7. 胸
（左右10〜15回）

骨盤と胸が床と直角になるように横になります。骨盤を固定し息を吐きながら腕を上げ、回して。胸は天井に向け、胸周辺の背骨を回す感覚で。

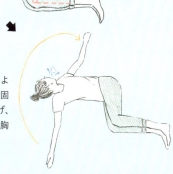

### 毎日続けることでカラダが変わる
# 筋力UPトレーニング

ここでは、女性におすすめの3つのトレーニングを紹介します。筋肉を鍛えるトレーニングは続けることが大事なので、1日5分1つだけ、週に1回20分集中してなど、生活リズムに合わせてできるときに行うとよいでしょう。
※身体に無理のない範囲で行いましょう。

## スクワット
**(12〜15回×3セット)**

①足を肩幅より広く開いたら、つま先を外側に向けて両腕を胸の前でクロス。②股関節とひざを曲げて、腰をゆっくり落とします。このとき、ひざはつま先と同じ方向に向け、お尻を後ろへつき出すように。③息を吐きながら①の体勢に戻し、繰り返します。

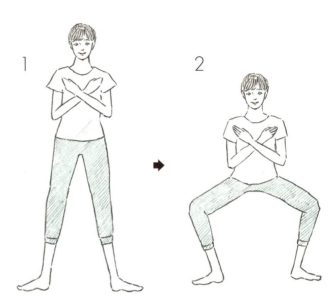

## バックエクステンション
**(10〜12回×3セット)**

①うつ伏せになったら足は腰幅に広げて、両手はお尻の後ろで組みます。②ゆっくり息を吐きながらひじをのばして、こぶしをお尻から離すように持ち上げて、胸を床から離すように上半身を起こします。

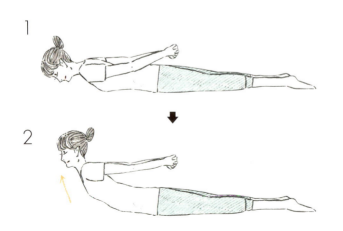

---

### 美しい姿勢と歩き方

モデルの人たちは、なぜみんなスッとしていてスタイルがよいのでしょう。もちろん生まれ持った体形もありますが、それだけではありません。美しい姿勢と歩き方を知っているからです。美しい姿勢は身体を支える体幹を鍛えることにもつながります。健康的な美しいボディラインをつくるだけではなく、見た目の印象を大きく変え、ひと回りもふた回りも魅力的に見せてくれます。日ごろから美しい姿勢と歩き方を意識してみましょう。

CHAPTER 2 カラダの内側から整える

### ヒップリフト
（10〜12回×3セット）

①あお向けになったら、足を腰幅まで開いて両ひざを立てます。両手はハの字に開いて、肩はリラックス。②腰骨を床に押しつけて、恥骨を上げます。③下のほうの背骨から、少しずつ床から離すようにお尻を上げていきます。④お尻を上げきったら、背骨の上のほうから床につけてお尻をおろします。③と④はゆっくり息を吐きながら行い、③と④の間で息を吸いましょう。

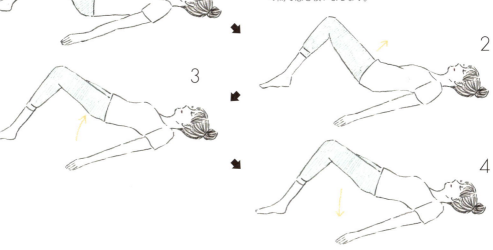

### □立つ

耳、肩、股関節、ひざ、くるぶしまでが一直線の状態になるのが理想的。内ももとお尻に力を入れ、ひざとつま先は正面に。

頭のてっぺんから上に引っぱり上げられている感覚で

胸は高い位置でキープ。おへそを背中方向に引き上げる

### □座る

背もたれは使わずに、骨盤を立て左右の坐骨に体重を均等に乗せて座ります。耳、肩、股関節が一直線になるように。

ひざは90度に。足裏は床につけ両足、両ひざはそろえる

### □歩く

①基本姿勢をキープしたまま、頭の高さを変えないよう歩きます。②みぞおちが支点になるように股関節から脚を上げて。ひざは外側に向けないこと。③ひざをのばしかかとから着地。つま先は正面に。④おへそから指3本分下（＝丹田）から前に引っぱられるよう重心を前脚に移動。後脚のひざをのばしながら指で地面をけります。お尻は軽く力を入れた状態に。反対側の脚も同じく引き上げて進んで。

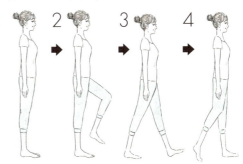

## LESSON 4 ココロの疲れをリセット

おいしく食事を食べられるのも、健康的な生活を送れることも、カギとなるのは心の状態。
元気な身体のためには、心も元気であることが大切なのです。
ストレスをためないよう自分なりのリセット方法を身につけ、前向きに毎日を過ごしましょう。

### ココロの疲れとは？

何もやる気が起こらない、理由もないのにイライラする、いくら休んでも疲れがとれない……。もしかしたらストレスが気づかないうちに積み重なり、心が発しているSOSのサインかもしれません。心の疲れははっきりした症状がないため、見過ごされてしまいがち。気づいたら心の疲れが原因で身体のあちこちに不調が出ているなんてことも。やがて病気へつながるおそれもあるので注意して。

### 01： ココロが発しているSOSのサイン

心が発するSOSのサインは、心や身体の不調、日常生活の中の行動や態度、言動の変化としてあらわれます。情報過多な現代は、日々の情報処理で脳が疲れて生理的状態を知る受容感覚が低下し、自分のことに気づけない人が多くいます。まずは自分の心がSOSのサインを発していないかどうか見つめ、できるだけ早く気づくことが大切です。

### 02： ココロの疲れがカラダに影響するしくみ

過剰なストレスを受けると、自律神経系が不安定に。すると交感神経と副交感神経が正常に働かなくなり、全身のさまざまな働きを調整する力が低下。ホメオスタシスのバランスがくずれ、内分泌系や免疫系にも影響が出ます。その結果、身体が疲れやすくなる、食欲がなくなる、なかなか寝つけないなどの症状へと結びついていきます。

| 心理面 | 身体面 |
|---|---|
| ・不安感<br>・無気力<br>・無感動<br>・自己嫌悪 | ・睡眠サイクルの乱れ<br>・胃腸の不調<br>・呼吸器の不調<br>・運動機能の不調 |
| **ライフスタイルの変化** | **その他** |
| ・清潔意識の低下<br>・外出恐怖<br>・強迫的反復動作 | ・記憶力減退<br>・判断力低下<br>・集中力低下 |

# ストレスと上手につき合うために

私たちは誰もが、大小さまざまなストレスを受けて日々生活しています。ただ、ストレスは考え方や受け止め方しだいで減らすことが可能。まずは何がストレスの原因なのか、じっくり考えてみること。たとえば苦手な人がいる場合、無理に仲よくせず距離をおいてみるだけでも、ポジティブな思考ができたりします。自分の感情を抑えすぎずときには断る勇気を持つ、完璧主義を捨て80%でよしとするなど、日ごろの考え方や発想を変えるのを意識することが大事。ストレスを完全になくすのは難しいので、上手なつき合い方を見つけましょう。

## 01 : ストレスの許容量は十人十色

ストレスは十人十色で、同じストレスを受けても平気な人もいれば、心身に大きな影響を受けてしまう人もいます。それは、人によって感受性や物事に対する考え方が違うから。ストレスに負けないようにするには、いかに気持ちの切りかえができるかが大事。自分のストレス耐性や傾向を知って、自分なりの解消法を早めに見つけること。許容量を超えないようにコントロールする力を身につけることが大切です。

## ▶ストレス軽減に役立つ5つの方法

ストレスを感じてもすぐに発散することができれば、それ以上ストレスがたまって悪影響を受けることがなくなります。また、自分の生活を見直すことも大切。食生活の乱れや睡眠不足など、自分でストレスの要因をつくっている場合もあるからです。ポイントは「考え方を変えてみる」「ストレス解消法を持つ」「生活習慣を整える」こと。ストレスに負けないつき合い方を紹介します。

---

### 1. 思いっきり身体を動かす

スポーツなどの運動は、汗を流すことでスッキリし、精神的な充実感も得られる手っとり早いストレス解消法。ウォーキングやストレッチなど手軽にできる運動でもOK。身体を適度に動かすことで、質のよい睡眠にもつながります。

### 2. ストレスに効く栄養素をとる

3食規則正しく栄養バランスのよい食事をとることは、健康な心と身体をつくり、病気やストレスへの耐性を高めます。特にビタミンB₁、ビタミンC、カルシウムを含む食品をとると効果的です。

### 3. 自律神経を整える

ストレスは交感神経を緊張状態にするため、不安やイライラなど負の感情につながります。音楽や入浴、アロマテラピーなど、心身をリラックスさせる方法を見つけて自律神経のバランスを整えると、自然とポジティブな思考に。不規則な生活も悪影響を与えるのでやめましょう。

### 4. 気分転換をする

少しの時間でも好きなことに没頭して気持ちをやわらげる。思いっきり笑うなど、自分自身が心地よく気分が軽くなると感じるものを行うことが大切。散歩や森林浴など、ストレスとは関係ない環境に行くことでストレスが分散されます。また大自然の中に身をおくなど、非日常的な場所に行くのもおすすめです。

### 5. 質のよい睡眠をとる

睡眠は日中に活動した心や身体、脳を休ませ感情を処理する働きがあるので、それだけでもストレスの緩和に。また、睡眠時間は長ければよいわけではなく、その質もポイント。大切なのは、夜ぐっすり眠れて目覚めがよいかどうか。日中に眠気がないか、活動的で集中力が保てるかが、良質な睡眠がとれているかのカギです。

---

CHAPTER 2 　カラダの内側から整える

57

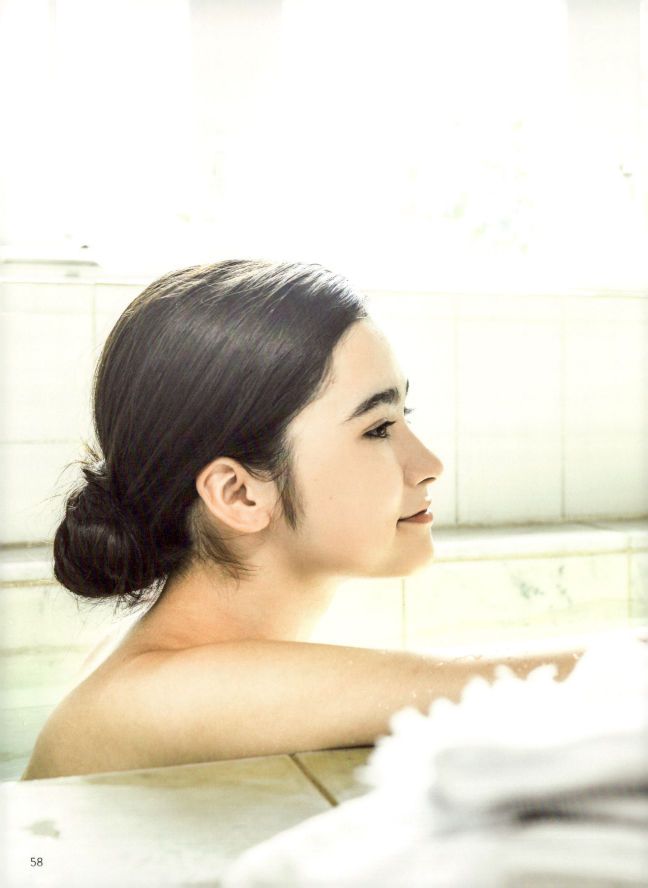

## 02： おすすめの気分転換法

### アロマテラピー

アロマテラピーとは、植物から抽出される精油（エッセンシャルオイル）を使って、心身のバランスを整えたり、美容や健康に役立てる自然療法。植物の香りは、心地よく私たちの心や身体に働きかけ、リラクセーションやリフレッシュにも役立ちます。精油によってさまざまな作用がありますが、まずは自分の好きな香りを見つけて生活に取り入れてみましょう。

### #「芳香浴法」

精油を空気中に拡散し、香りを楽しみながら心と身体のバランスを整える方法です。ハンカチやティッシュ、湯にたらすなど、器具を使わなくても芳香浴を楽しむことができます。精油専用のディフューザーを使ってもOKです。

※精油によってはシミになる場合があるので、ハンカチを使用する場合は、目立たない部分で試してから行いましょう。

### #「沐浴法」

精油をお湯にたらし、全身浴や部分浴をすること。入浴で得られるリラクセーション作用や温熱作用に精油の作用が加わることで、相乗効果が期待できます。精油の量の目安は全身浴で1〜5滴、半身浴・部分浴で1〜3滴です。

CHAPTER 2

カラダの内側から整える

## ハーブティー

ハーブティーは、香りのアロマテラピー効果と飲むことによる薬理効果が期待できます。また、植物の種類によって、さまざまな色や味、香りを楽しむことができます。ハーブの葉や花を乾燥させたものやフレッシュなものにお湯を注いで飲むのが一般的。複数のハーブを組み合わせたり、紅茶などにプラスしてオリジナルのハーブティーを楽しみましょう。

## 森林浴

森林浴とは、新鮮な空気、静けさなどを求めて森林の中で過ごすこと。樹木から発散される芳香性物質には自律神経を安定させる作用があり、日常で疲れた心を癒やし、心身をリフレッシュする効果があります。森林浴にはハイキングやトレッキング以外にも、最近では呼吸やヨガ、アロマテラピーを楽しむプログラムなどもあります。

---

### ストレスケアにおすすめのハーブティー3種

#### 1 ダンデライオン

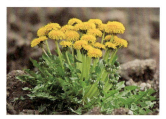

セイヨウタンポポ（*Taraxacum officinale*）の根をローストしたハーブティーで、ノンカフェインの「タンポポコーヒー」としても親しまれています。ストレスで胃腸の調子がすぐれないときに。

**Recipe 1**
香ばしさのあるダンデライオンにさわやかなペパーミントを加えてすっきりした味わいに。
〈材料〉カップ1杯分
ダンデライオン ……… 3g
ペパーミント ……… 2g

#### 2 ハイビスカス

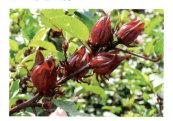

ハイビスカス（*Hibiscus sabdariffa*）の花のガクを使用したハーブティー。代謝に関わるクエン酸を豊富に含み、酸味のある味わいと鮮やかなルビー色が特徴。ストレスで倦怠感が気になるときに。

**Recipe 2**
ハイビスカスのクエン酸とローズヒップのビタミンCの組み合わせは、美肌効果も期待できます。
〈材料〉カップ1杯分
ハイビスカス ……… 3g
ローズヒップ ……… 2g

#### 3 リンデン

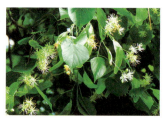

ボダイジュ（*Tilia×europaea*）の花や葉を使用したハーブティー。不安をやわらげる作用があるとされ、ヨーロッパでは広く飲用されてきました。ストレスで心が不安定なとき、眠れないときに。

**Recipe 3**
フラボノイドを多く含むオレンジフラワーとの組み合わせは、よりよい眠りのためのベストレシピ。
〈材料〉カップ1杯分
リンデン ……… 2g
オレンジフラワー ……… 2g

CHAPTER 2

カラダの内側から整える

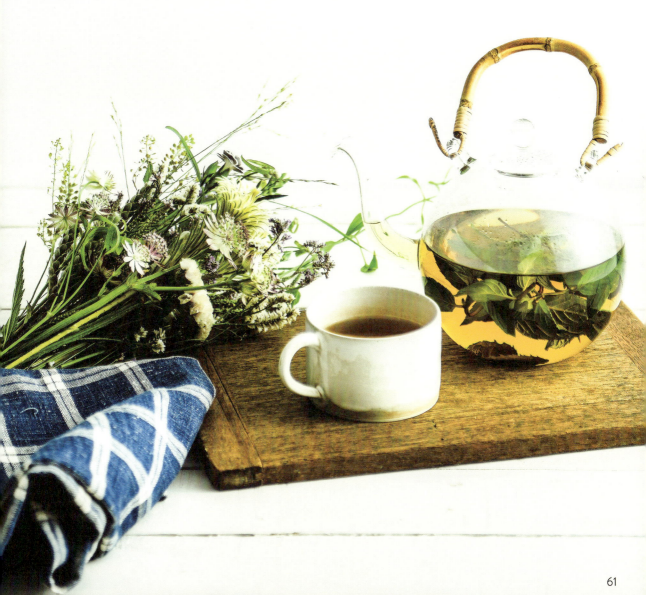

# CHAPTER 2 — WORK

旬の食材も取り入れて、今の自分の身体にぴったりの献立を考えてみましょう。
バランスのよい食事になっているか、テキストを見直しながらチェックして。

・主食　　　　　_____

・主菜　　　　　_____

・副菜　　　　　_____

・牛乳・乳製品　_____

・果物　　　　　_____


・主食　　　　　_____

・主菜　　　　　_____

・副菜　　　　　_____

・牛乳・乳製品　_____

・果物　　　　　_____

# CHAPTER 3

## カラダの外側から整える

ナチュラルでヘルシーな美しさをかなえるには、アウターケアも欠かせません。
なめらかで輝きのある肌や髪は、その人自身の持つ美しさを引き立て、自信と活力を与えてくれます。
植物のチカラを借りながら、心にも身体にもやさしいケアで健康美を目ざしましょう。

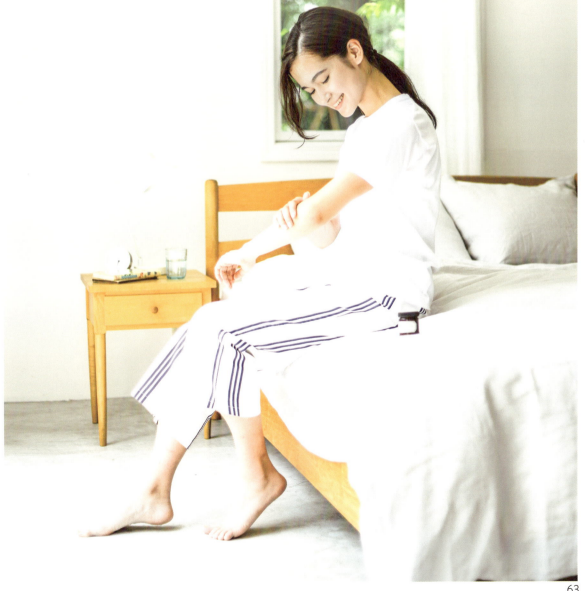

## LESSON 1　正しいスキンケアで美肌をつくる

きちんとお手入れをしているのに、肌の調子がよくならない。
その原因は、まちがったケア方法にあるかもしれません。肌のしくみを知り、
自分の肌状態を把握することで、ぴったりのスキンケア方法を見つけましょう。

### ココロとカラダの状態があらわれる肌

寝不足の朝は顔色がくすんでいたり、脂っぽい食事の翌日はニキビができたり。肌は「健康のバロメーター」といわれるように、自身の状態を映す鏡。不規則な生活や偏った食生活をしていると、肌トラブルが発生する原因に。また、恋をすると肌がキレイになったり、ストレスを抱えていると肌が不調になるなど、心の状態も肌に大きな影響を与えることが知られています。美しい肌を保つためには、日々の正しいケアはもちろん、心と身体が健康な状態であることが大切です。

#### 01：　美しい肌とは？

ニキビ、毛穴の黒ずみ、くまやくすみなど肌トラブルのないことはもちろん、ハリと弾力のあるみずみずしい肌状態が理想的。また、いつまでも若く年齢を感じさせない肌に憧れる女性も多いと思いますが、最近ではシワなども年齢を重ねた美しさの一部と考える傾向にあります。ただ色が白い、若く見えるというのではなく、"健やかであること"が、美しい肌の条件といえます。

### 肌について知る

肌の調子は、季節や年齢によっても変わります。肌のしくみを知っておくと自分の肌状態をより正確に把握できるようになります。また、化粧品の成分がどう効くのかがわかるようになり、アイテム選びもスムーズになります。肌について正しい知識を身につけ、美肌を目ざしましょう。

#### 01：　皮膚のしくみと役割

私たちの身体全体を包む皮膚は、温度・湿度の変化、衝撃・紫外線や埃などさまざまな外部の刺激から身体を守っています。その厚みは、概ね 0.4 ～ 1.5mm 程度。「肌をこすってはいけない」とよくいいますが、それはこの薄さゆえ。そんなデリケートな肌の構造や働きを細かく見ていきましょう。

## 皮膚の構造

一般に皮膚とは、「表皮」と「真皮」の二重構造に「皮下組織」を加えたもの。なかでもわずか0.3mm程度の表皮は、内側から「基底層」「有棘層」「顆粒層」「角質層」の4層に分かれており、角質層には外的刺激をブロックし水分をキープするバリア機能の働きがあります。そして、表皮を下から支えているのが真皮。網目状のコラーゲン線維とそれをつなぎ合わせる弾力性のあるエラスチンが、皮膚の弾力を保つためのクッションの役割に。そのすき間にはヒアルロン酸などゼリー状の基質があり、肌全体のうるおいと柔軟性をもたらしています。

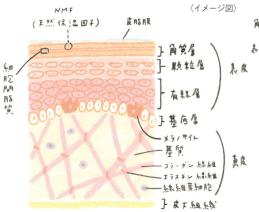

〈イメージ図〉

## うるおいを保つしくみ

肌のうるおいを保つカギは、汗と皮脂がまざり合ってできた皮脂膜、角質層にあるNMF（天然保湿因子）、そして角質細胞の間にある細胞間脂質の3つにあります。皮脂膜は「天然のクリーム」とも呼ばれ、肌表面でうるおいベールの役目をし、NMFには水分をキャッチし抱え込む働きがあります。また、細胞間脂質は水分とセラミドなどの脂質が何重にも重なり合ったラメラ構造になっており、強力なバリア機能と水分保持機能を果たしています。うるおいに満ちた肌をキープするには、この3つがきちんと機能していることが必要です。

## ターンオーバーのしくみ

表皮は一定のサイクルで生まれ変わっており、この肌の新陳代謝のことを「ターンオーバー」と呼びます。表皮のいちばん内側の「基底層」で生まれた細胞は、「有棘層」、「顆粒層」へと押し上げられていき、約2週間で「角質層」に到達。さらに約2週間かけて皮膚の表面に移動し、最後はアカとなって自然にはがれ落ちます。ターンオーバーは約28日間が理想的といわれていますが、部位や年齢で異なり、また、加齢とともにこのサイクルは遅くなるといわれています。

〈イメージ図〉

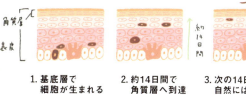

1. 基底層で細胞が生まれる
2. 約14日間で角質層へ到達
3. 次の14日間で自然にはがれ落ちる

### ▶ターンオーバーが乱れると

ターンオーバーが乱れる要因はさまざまですが、一番は睡眠不足やストレス、偏った食生活などの生活習慣の乱れ。また、紫外線による日焼けや乾燥など、外部からの刺激も大きな要因のひとつ。ダメージから早く回復しようとして、サイクルを無理に早めてしまうのです。ターンオーバーのサイクルが乱れると、肌を守るバリア機能が低下。肌荒れやニキビなど肌トラブルの原因になります。また、年齢を重ねて新陳代謝が低下した肌は、逆にターンオーバーが遅れがちに。肌荒れや傷の回復が遅くなるのはこのためです。

CHAPTER 3 ── カラダの外側から整える

02： **肌機能を弱らせる主な要因とダメージ**

肌に悪影響を与える要因は大きく分けて2つ。外気の乾燥や紫外線など肌がさらされている環境からくる外的要因と、加齢や栄養バランスの偏り、代謝の不調などの内的要因があります。本来なら肌は外からの刺激に対して防御し、肌機能を守る働きがあります。しかし、こういった外的要因に内的要因が加わることで、防御力や肌機能そのものが低下。肌の劣化へとつながってしまいます。その要因と肌への影響を知りましょう。

### 乾燥

肌ダメージを促進する大きな原因が乾燥。外気の乾燥や過度の洗顔などによって角質層の水分が減少すると、光の反射が低下。肌がくすんで見え、キメの乱れやゴワつき、小ジワなどの原因にも。さらに加齢などが加わり真皮の構造がくずれると、小ジワがしだいに大きくなり、深い真皮性のシワへと変化します。また、外的刺激が入ってきやすくなり、肌荒れを引き起こしやすくなります。肌が荒れるとターンオーバーが乱れて角質層の密度が低くなり、バリア機能が低下。さらに肌が乾燥するという悪循環にもつながります。

### 紫外線

「肌老化の8割は紫外線から」と考えられており、肌を劣化させる光老化の要因といわれています。紫外線によるダメージは、シミやそばかすの原因になるだけでなく、ハリや弾力が失われる原因に。また、肌の水分が急激に奪われることで肌が乾燥し、くすみ、小ジワなども引き起こします。紫外線の中でも炎症（日焼け）を起こすのがUVB、真皮まで届いて光老化の原因になるのがUVAです。また、近年では目から入る紫外線もメラニン生成に影響を与えることがわかっています。

▶ **シミができるメカニズム**

シミのもとになるメラニン色素の工場であるメラノサイトが紫外線によって活性化。メラニンがターンオーバーで排出可能な量以上に生成され、肌に滞ってしまうことが原因。

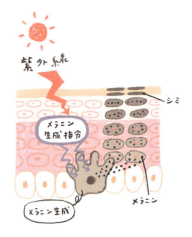

**1. メラニン生成の指令**
紫外線を浴びると、肌を守るためメラノサイトに「メラニン色素を作れ」という命令が出されます。

**2. メラニン生成**
チロシナーゼという酵素がメラノサイトの働きを活性化させ、メラニン色素が生成されます。

**3. メラニンを肌表面に運搬**
生まれたメラニン色素は角質細胞に取り込まれ、分裂しながら肌表面へ上がっていきます。

**4. メラニンが肌表面に沈着**
肌表面までたどり着いたメラニン色素を多く含む角質細胞によって肌表面が黒ずんで見え、シミやそばかすとなります。

### 酸化

紫外線を浴びたり炎症を起こしたりした肌は、肌内部で活性酸素を大量に発生させます。活性酸素が増えすぎると、コラーゲンやエラスチンなどを攻撃し働きを低下させてしまいます。これが肌の酸化＝「サビ」。若く健康な肌はダメージをすぐに修復できますが、年齢を重ねた肌は再生に時間がかかり、また酸化を防ぐ抗酸化物質も減少するため、肌を老けさせてしまいます。

### 糖化

肌の酸化が「サビ」なのに対し、「コゲ」といわれるのが糖化。糖化とは食事で得た糖のエネルギーが代謝されず体内にあるたんぱく質と結びつき、蓄積されることをいいます。糖化した細胞は褐色になるため、肌がくすんでしまいます。肌機能も低下させ、シワやたるみの原因にも。また、酸化を防ぐ抗酸化物質の主成分はたんぱく質。たんぱく質を劣化させてしまう糖化は、肌の酸化も同時に引き起こしてしまいます。

## 美しい肌を保つためのケア

美しい肌を保つためには、自分の肌により効果のあるアプローチ法でお手入れする必要があります。まずは自分の肌タイプと見分け方を知りましょう。

### 01： 肌タイプ別お手入れ法

肌質は主に4つのタイプに分類されますが、肌状態は季節などの環境、健康状態やストレス、加齢によっても大きく変わります。肌タイプと特徴をきちんと理解し、毎日のスキンケアを適切に行うことで、水分と皮脂のバランスが整った健康的で美しい肌を手に入れられます。

#### 敏感肌とは？

「敏感肌」は、実は医学的には明確な定義はありません。化粧品を塗ったあとや洗顔したあとにチクチクしたりピリピリ感じる、肌がつっぱる感じがしても目に見える症状が特にない状態を敏感肌と呼びます。敏感肌の多くは、バリア機能が低下し、皮脂が少なく肌が乾燥に傾きます。すると、体調の変化やストレス、冷暖房や花粉などの季節的要因、さらに化粧品の成分などに対して、敏感に反応してトラブルが生じやすくなってしまいます。

## ▶肌タイプ別スキンケア

### 脂性肌

**肌悩み**

ベタつきやテカリがある肌。うるおいもある。皮脂の分泌が多く、毛穴の開き、黒ずみ、ニキビなど毛穴詰まりが原因の肌トラブルを起こしやすい。

**ケアPOINT**

洗顔をていねいに行い、余分な皮脂を落としましょう。水分メインの保湿ケアで油分を補いすぎないことも大切です。また過度な洗顔などで皮脂をとりすぎると、肌の保水力が奪われて逆効果になることも。

### 普通肌

**肌悩み**

ベタつきやカサつきもほとんどない、皮脂が少なめで水分が多い肌。うるおいはあるが環境で変化しやすく、季節や体調などでバリア機能が落ちることも。

**ケアPOINT**

とくにトラブルがなければいままで通りのお手入れでOK。ただし、季節の変わり目などは肌がゆらぎがちなので、場合によっては化粧品を見直すことも大切。

### 乾燥肌

**肌悩み**

皮脂分泌が少ないため、乾燥しやすくバリア機能も低下しがち。カサついて肌荒れしやすく、シワができやすい。

**ケアPOINT**

油分も水分も不足している状態なので、積極的な保湿が必要。化粧水でうるおい補給、乳液やクリームでフタをして、水分の蒸発を防ぎつつ油分を補って。

### 混合肌

**肌悩み**

脂っぽいのにカサつく、異なる肌質が混在する肌。部分的にバラつきがあるため水分と油分のバランスがくずれてバリア機能が低下しやすい。

**ケアPOINT**

Tゾーンは皮脂を抑えるケア、頬などUゾーンは油分を補うケアと部分的に使い分けて。化粧水や乳液などの量を変えたり、カサつきが目立つ部分にはプラスオンのケアをしましょう。

## 02： 肌トラブル別お手入れ法

肌のトラブルにはさまざまな症状があり、お手入れ方法もそれぞれ異なります。肌悩みの原因を見つけて取り除くことはもちろん、最適な方法でケアすることが解決への近道です。

### ニキビ

ニキビの主な原因は、毛穴の出口の角質層がかたくなって毛穴をふさぎ、皮脂が詰まってしまうことです。すると、皮脂を栄養とするアクネ菌が繁殖し、炎症性の赤いニキビが発生します。まずは刺激の少ない洗顔で余分な皮脂を洗い流し、毛穴の目詰まりの原因となっている水分不足によるバリア機能低下を改善させるのが大切です。ターンオーバーの乱れを正常に戻しバリア機能を高めるためにも、水分をたっぷり与えること。睡眠不足や便秘など、生活習慣の改善も有効です。

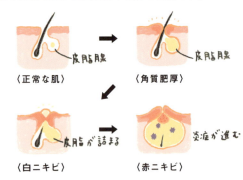

### シワ・たるみ

肌の弾力は真皮のコラーゲンやエラスチンに支えられており、これらが変性したり減少することで肌弾力が低下しシワができます。小ジワから始まり、次に表情ジワ、さらに年齢を重ねるに従って深いシワに。それに加えて顔の筋肉が衰えることで重力に負けて肌が下垂し、たるみが発生します。紫外線、加齢、食事など、いくつか要因がありますが、進行を遅らせるためには、初期サインが出た段階で早めにケアすることが大切。

### くすみ

くすみの主な原因は、紫外線や摩擦による「色素沈着」、ターンオーバーの乱れから起きる「角質肥厚」、加齢や季節でキメが乱れて起きる「乾燥」、ストレスや睡眠不足による「血行不良」があります。さらに老化による「糖化」などさまざま。改善方法が異なるので、自分のタイプを見極めることが大切です。色素沈着には美白ケア、角質肥厚には古い角質を取り除くケア、乾燥には保湿中心のケア、血行不良にはマッサージや入浴がおすすめ。糖化には抗糖化作用のある食事や化粧品が効果的。

### くま

血行不良による「青くま」、むくみ・たるみが原因の「黒くま」、色素沈着の「茶くま」の主に3タイプがあります。青くまは、疲れや冷え、寝不足などにより毛細血管の血流が滞ることが原因で、血行を促すマッサージや入浴などがおすすめです。黒くまは、加齢でハリや弾力が低下して目の下に影ができる状態。肌弾力を補うケアやむくみ対策を。茶くまは色素沈着や古い角質が原因。美白ケアをとり入れて。

### 毛穴

毛穴トラブルは、過剰に分泌された皮脂が酸化して毛穴が目立つようになった「開き毛穴」、皮脂や角質が詰まって黒ずんで見える「詰まり毛穴」、ハリや弾力が低下して毛穴が開いて見える「たるみ毛穴」の大きく3つがあります。ホルモンバランスや肌質、老化などさまざまな原因があるので、自分のタイプに合ったケアが必要。開き毛穴は、過剰な皮脂を抑えつつうるおいを保つケア、詰まり毛穴は、洗顔などで詰まりを解消し毛穴を清潔に保つケアを。老化が原因のたるみ毛穴は、ヒアルロン酸やコラーゲンなど、ハリや弾力を司る真皮に働きかける成分を配合したスキンケアがおすすめです。

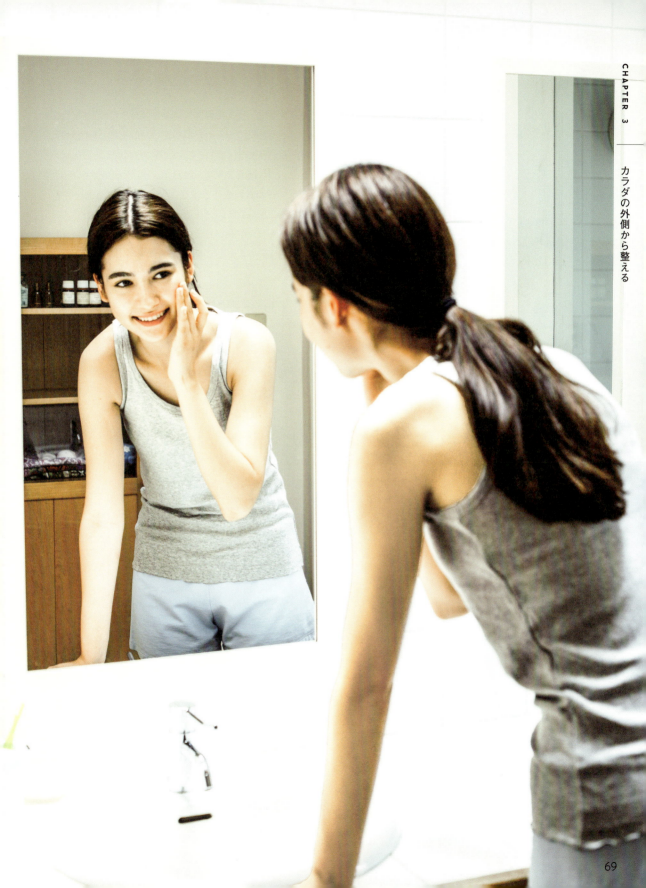

CHAPTER 3 カラダの外側から整える

# 美しいカラダを保つためのボディケア

身体の皮膚は、顔に比べて真皮や皮下脂肪が厚い傾向があります。また、部位によって角質層の厚さや皮脂の分泌量が違うため、乾燥など肌悩みも変わります。たとえば、身体の中心部は皮脂腺が多くニキビができやすく、ひじやひざ、かかとなどは角質層が厚く荒れやすい、腕や脚などは皮脂腺が少なく乾燥しやすいなど。各部位によって最適なケアを心がけましょう。

## 01： ボディケアの3つのポイント

身体も顔も、洗う、保湿、UV カットといった基本的なお手入れ方法は一緒ですが、ひじやひざ、かかとなどのかたい角質や脚のむくみなど、身体ならではの悩みもあります。より身体に磨きをかけるための3つのポイントを紹介します。

---
### *Point*

**1. 保湿ケア**

もともと皮脂線が少ないうえ、腕や脚など衣服の外に出ることが多い部位は、外気によって乾燥しがち。また、かかとなど角質層の厚い部位は、うるおいが不足するとかたくなったり荒れたりしがちです。乳液やクリームなどでこまめな保湿を心がけて。

**2. 角質ケア**

乾燥などで古い角質がスムーズに排出されずに蓄積することで、黒ずみやゴワつきの原因に。特に角質がたまりがちなひじやかかとなどは、乾燥して白く粉を吹いたり、かたくなってヒビ割れたりすることも。軽いスクラブなどで余分な角質を落としたあと、十分な保湿をしましょう。定期的なケアを心がけて。

**3. むくみケア**

むくみの悩みで多いのが脚。心臓よりも低い位置にあるため、血流やリンパ液が滞りやすいのが原因です。入浴やマッサージによる血行促進が効果的。オイルやクリームを使い、下から上に老廃物を流すようにマッサージしましょう。

---

## 02： 入浴を上手に活用する

入浴は、肌を洗浄して身体を清潔に保つ役目だけではなく、余分な皮脂や古い角質を取り除く働きがあります。また、温浴効果で血流をよくすることで代謝もアップ。さらに、美肌づくりに欠かせない良質な眠りも得ることができます。38 〜 40度のお湯で 20 分程度の全身浴がおすすめです。バスソルトやバスオイルなどの入浴剤を効果的に使うのもよいでしょう。

## 03： アロマトリートメントは一石二鳥

アロマテラピーとマッサージの効果を同時に体感できるアロマトリートメント。精油を植物油で希釈したトリートメントオイルを使用します。肌にうるおいを閉じ込める保湿効果のほか、リラクセーション、肌を整える、血行促進、筋肉の凝りをやわらげるなどの効果も期待できます。毎日のボディケアとして、やさしく肌をなでるようにセルフトリートメントしましょう。

# 植物のチカラで美肌に

植物の持つ紫外線や酸化から身を守る力、乾燥から守り水を蓄える力。これらのパワーは、私たちのスキンケアにも活かすことができます。植物の知識を身につけ、上手に利用しましょう。

## 01： 植物からとれる美容成分の種類

植物から美容成分を採取する方法は、植物の特性や部位によってさまざま。水などにとかして成分を抽出する植物エキス、蒸留して抽出する精油と芳香蒸留水。ほかにも実や種からとれる植物油脂など、私たちの身の回りにはたくさんの植物由来の美容成分が存在します。

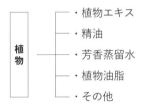

植物
- ・植物エキス
- ・精油
- ・芳香蒸留水
- ・植物油脂
- ・その他

## 02： 植物のチカラの取り入れ方

植物成分を配合した市販のナチュラルコスメを上手に取り入れるほか、自分で簡単に手作りすることもできます。

### 植物成分入りの化粧品を使う

植物成分を豊富に配合したナチュラルコスメやオーガニックコスメ。植物成分をきちんと知っておけば、自分の肌に合った化粧品を見つけられます。

### 肌状態に合わせた化粧品を手作り

よりこまやかに自分の肌状態に合わせたケアをしたい、シンプルな材料でお手入れしたいという人は、化粧品を手作りしてみても。植物成分の特性をきちんと理解しておけば、意外と簡単に作ることができます。市販の植物エキスや芳香蒸留水、精油などをうまく取り入れて、自分にぴったりのオリジナルコスメを作ってみましょう。

※植物の中には、人によって強い炎症や皮膚炎を起こすものもあるので、敏感肌の人、かぶれを起こしやすい人、香料アレルギーのある人は注意しましょう。

---

### 植物成分って実はパワフル！

植物成分にはさまざまな効能があり、昔から人間は薬草や草花を使って傷や肌荒れを治してきました。現在も医薬品や医薬部外品に多くの植物成分が有効成分として用いられており、抗炎症作用で知られるグリチルリチン酸も、実は植物由来成分。このことからも植物の力の偉大さがわかります。

---

CHAPTER 3 カラダの外側から整える

# スキンケアのための植物

地球上には数えきれないほど多くの植物が存在します。薬効のある植物だけでも数千種類あるといわれており、まだ人間が科学的に解明できていない成分も多く含まれています。人工的に作ることのできない自然のパワーが凝縮されているのです。そんな中でも、私たちの肌に役立つ植物とその成分を紹介します。

## 01： 植物エキス

植物エキスとは、水やエタノール、BG（ブチレングリコール）などを用いて植物から抽出した、多様な成分を含んだエキスのこと。化粧品に配合される植物エキスは、アレルギーのもととなりうる成分を除去し安全性を高めているものが多く使われます。

― スキンケアにおすすめな植物エキス8種 ―

### アルテア
`乾燥`

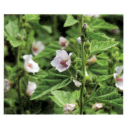

英名をマーシュマロウといい、マシュマロの原料であったビロードアオイ（*Althaea officinalis*）の根や葉から抽出したエキス。食用・薬用として古くから用いられ、化粧品には「アルテアエキス」「アルテア葉エキス」「アルテア根エキス」の名称で配合。

### アロエベラ
`乾燥` `肌荒れ`

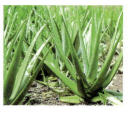

アロエベラ（*Aloe vera*）の葉から抽出したエキス。古来から広く使われている植物で、アロエベラの葉の中心部分にあるゲルは、痛みや火傷への有用性が示唆されています。化粧品には「アロエベラ葉エキス」の名称で配合。

### セントジョーンズワート
`エイジング` `肌荒れ`

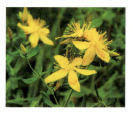

セイヨウオトギリソウ（*Hypericum perforatum*）の全草から抽出したエキス。抗酸化作用を持つフラボノイド、収れん作用を持つタンニンを含みます。化粧品には「セイヨウオトギリソウエキス」の名称で配合。

### ヤロウ
`肌荒れ`

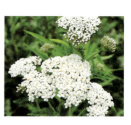

セイヨウノコギリソウ（*Achillea millefolium*）の全草から抽出したエキス。精油成分には、消炎作用を持ち薬としても使われる「アズレン」を含みます。化粧品には「セイヨウノコギリソウエキス」で配合。

## 02: 精油と芳香蒸留水

精油は植物から抽出された天然の芳香物質で、とれる量はほんのわずか。とても貴重なものです。精油の製造方法の過程で得られるのが芳香蒸留水。この2つの特徴と作用を学びましょう。

### 精油とは？

植物の花や葉、果皮などから抽出した天然の芳香物質のことで、エッセンシャルオイルとも呼ばれます。植物ごとに特有の香りと作用を持ち、アロマテラピーの基本となるものです。植物の香り成分が凝縮されているため、AEAJでは安全性の観点から肌に使う場合は1％以下に、特に顔に使う場合は0.5％以下に希釈することを推奨しています。

### 芳香蒸留水とは？

植物から水蒸気蒸留法で精油を製造する際に得られる、芳香成分を含んだ水のこと。フラワーウォーター、フローラルウォーター、ハーブウォーターとも呼ばれ、そのまま化粧水として使われるほか、クリームや美容液など多くの化粧品に配合されています。

### 精油の作用

精油は私たちの心と身体にさまざまな作用をもたらしたり、生活の中で活用できるものも多くあります。心身への作用としては、香りのリラックス効果はもちろん、収れん、鎮静、保湿、消化・食欲増進、ホルモン調整、抗ウイルスなどがあげられます。精油には複数の成分が含まれているので、その作用は1つだけでなく多岐にわたります。

---

**カレンデュラ**

【肌荒れ】

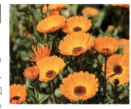

キンセンカ（*Calendula officinalis*）の花または全草から抽出したエキス。抗酸化作用で知られるフラボノイドを含みます。化粧品には「トウキンセンカ花エキス」「トウキンセンカエキス」の名称で配合。

**ハマメリス**

【肌荒れ】

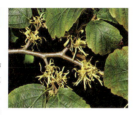

アメリカマンサク（*Hamamelis virginiana*）の全草または葉から抽出したエキスで、ウィッチヘーゼルエキスとも呼ばれます。ニキビなどの炎症をやわらげる働きで知られています。化粧品には「ハマメリスエキス」「ハマメリス葉エキス」の名称で配合。

**ハトムギ**

【乾燥】【肌荒れ】

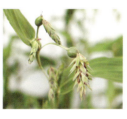

ハトムギ（*Coix lacryma-jobi var. ma-yuen*）の種子から抽出したエキス。肌のうるおいをサポートするアミノ酸、肌の新陳代謝を高めるといわれるコイクセノライドを含みます。化粧品には「ヨクイニンエキス」の名称で配合。

**ローズマリー**

【エイジング】【肌荒れ】

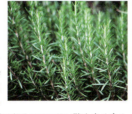

マンネンロウとも呼ばれるローズマリー（*Rosmarinus officinalis*）の全草から抽出したエキス。抗酸化作用の高いポリフェノールの一種であるロスマリン酸を多く含みます。化粧品には「ローズマリーエキス」の名称で配合。

## ── スキンケアにおすすめな精油4種 ──

### ゼラニウム
`皮脂` `肌荒れ`

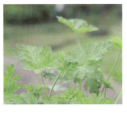

ゼラニウム（*Pelargonium graveolens*）の葉から抽出した精油で、化粧品には「ニオイテンジクアオイ油」の名称で配合。肌に対しては皮脂バランスの調整や消炎の働きがあるといわれています。バラに似たやや甘い香り。

### ティートリー
`ニキビ`

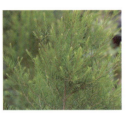

ティートリー（*Melaleuca alternifolia*）の葉から抽出した精油で、化粧品には「ティーツリー葉油」の名称で配合。高い消炎作用で知られ、ニキビを抑える効果が確認された実験もあります。スッとするシャープな香り。

### フランキンセンス
`エイジング`

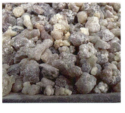

ニュウコウジュ（*Boswellia sacra*）の樹脂から抽出した精油で、化粧品には「ニュウコウジュ油」の名称で配合。肌の炎症を抑え、修復する作用があるといわれています。さわやかでややスパイシーな香り。

### ラベンダー
`乾燥` `ニキビ`

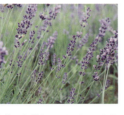

ラベンダー（*Lavandula angustifolia*）の花と葉から抽出した精油で、化粧品には「ラベンダー油」の名称で配合。高い抗菌作用・消炎作用を持ち、ニキビケアや肌の保湿にも使用。やや甘い草原のような香り。

## ── スキンケアにおすすめな芳香蒸留水3種 ──

### ローズ
`乾燥`

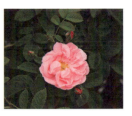

ローズの花から得られる芳香蒸留水。化粧品にはダマスクローズ（*Rosa × damascena*）から抽出したものを「ダマスクバラ花水」、センチフォリアローズ（*Rosa centifolia*）から抽出したものを「センチフォリアバラ花水」の名称で配合。

### ジャーマンカモミール
`乾燥` `肌荒れ`

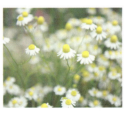

ジャーマンカモミール（*Matricaria chamomilla*）の花から得られる芳香蒸留水。消炎作用を持つビサボロールを含みます。化粧品には「カミツレ水」の名称で配合。やや甘いりんごのような香り。

### ネロリ
部位：花
`乾燥` `ゴワつき`

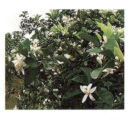

ビターオレンジ（*Citrus × aurantium*）の花から得られる芳香蒸留水。ターンオーバーを整える作用があるといわれています。化粧品には「ビターオレンジ花水」の名称で配合。明るく華やかな花の香り。

## 03: 植物油・植物脂・植物ロウ

植物に含まれる脂質を抽出・精製したもので性質が異なるいくつかの種類があります。それぞれの特徴を見ていきましょう。

### 植物油とは？

植物の実や種から得られる、常温で液体の油脂のこと。不飽和脂肪酸を多く含み、低温圧搾法（コールドプレス）で抽出すると熱による変性が少なくなります。精製の仕方によって色の濃淡やにおいが異なる場合があります。

### 植物脂とは？

植物から得られる常温で固体の油脂のこと。植物油に比べて飽和脂肪酸を多く含み酸化安定性が高いのが特徴。多くは体温でとかすことができます。

### 植物ロウとは？

植物が作り出すロウのことで、植物ワックスとも呼ばれます。高級脂肪酸と高級アルコールまたは二価アルコールから得られる化合物「エステル」であり、油脂とは異なります。

---

**―― スキンケアにおすすめな4種 ――**

#### アルガン
＜植物油＞
`乾燥` `エイジング`

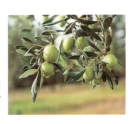

モロッコの過酷な砂漠地帯に自生するアルガン（*Argania spinosa*）の種子から抽出したオイル。ビタミンEを豊富に含んでおり、抗酸化・血行促進作用などが着目されています。化粧品には「アルガニアスピノサ核油」の名称で配合。

#### オリーブ
＜植物油＞
`乾燥` `ゴワつき`

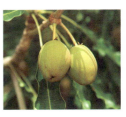

古代エジプト時代から利用されている植物、オリーブ（*Olea europaea*）の果実から抽出したオイル。オレイン酸を多く含み、酸化しにくい特徴があります。化粧品には「オリーブ果実油」の名称で配合。

#### シアーバター
＜植物脂＞
`乾燥` `ゴワつき`

サバンナ地帯に自生するシアーバターノキ（*Butyrospermum parkii*）の果実から抽出したバター状の油脂。オレイン酸と抗酸化作用で知られるステアリン酸を多く含みます。化粧品には「シア脂」の名称で配合。

#### ホホバ
＜植物ロウ＞
`乾燥`

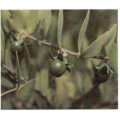

アメリカ南部やメキシコの砂漠地帯に自生するホホバ（*Simmondsia chinensis*）の種子から抽出したロウ（ワックス）。肌になじみやすく酸化もしにくいため、広く使われています。化粧品には「ホホバ種子油」の名称で配合。

# ナチュラルコスメを使ってみよう

自然や植物の恵みを豊かに取り入れたコスメを毎日のスキンケアに使用し、植物のパワーを実感してみましょう。

## 01 : ナチュラルコスメとオーガニックコスメ

どちらも植物成分を配合した自然由来の化粧品のことですが、より厳格な基準で作られているのがオーガニックコスメ。原料がオーガニックというだけでなく、認証団体によっては植物成分の抽出法や使用可能な防腐剤、乳化剤も決められており、製品化される全工程に責任を持って作られています。海外では認証団体や機関がいくつも存在しており、日本では明確な基準が定められていませんが、近年、日本化粧品工業連合会による「自然及びオーガニックに係る指数表示」が始まりました。ただ、その化粧品がナチュラルかオーガニックか判断するためのものではなく、化粧品中の植物成分の比率の計算方法を示すもので、化粧品や原料の安全性や品質について規定したものではありません。また任意表示です。

※ナチュラルコスメもオーガニックコスメも、使用する人や使用方法により、他の化粧品と同様の注意が必要です。言葉の響きから自然＝安全、というイメージがありますが、かぶれやアレルギーを起こすこともあるので、敏感肌やアレルギー体質の方は、特に注意が必要です。

## 02 : 成分表示を読めるようになる

成分表示は化粧品のレシピ。国内で販売される化粧品には必ずすべての成分が記載されており、外箱のラベルやボトルなど目につきやすい場所に表記されています。成分表示を理解できるようになれば、自分の肌に合う化粧品やナチュラルコスメを探す手がかりに。基本的な見方を紹介します。

### 化粧品の全成分表示とは

2001年から日本で販売される化粧品のボトルやパッケージに、配合されているすべての成分の記載が法律で義務づけられています。化粧品の成分名は、すべて共通の名称で明記されるため、化粧品を選ぶ目安になります。また、特定の成分でトラブルを起こす人は、成分表示を見ることで使用を避けることもできます。

### 成分表示のルール

成分表示は、配合量の多い順番に書かれています。表記場所はわかりやすく、読みやすいことが最優先。ボトルの場合とパッケージの場合があるのはこのためです。また記載の多い化粧品の場合、決められた範囲での名称の省略が認められています。有効成分としてではなく、原料の品質保持などのために加えられたり、意図せず含まれてしまう成分はキャリーオーバー成分と呼ばれ、表示の必要はありません。なお医薬部外品には全成分表記は義務づけられていません。

---

### オーガニック認証とは？

土壌から完成品までの製造工程で、環境や生物にできる限り負担をかけない製造方法、有機栽培（オーガニック）で作られた植物を使った製品であることを証明するもの。認証基準は各国や団体によって違いがありますが、厳しい審査基準が設けられており、その基準を満たしたブランドやアイテムだけがオーガニック認証を取得できます。

[ 主なオーガニック認証 ]

NATRUE　BDIH　ECOCERT

その他
COSMEBIO、USDA、ACO、demeter など

※乱立する化粧品の認証制度のズレを改善するため、EUの主要認証団体が基準を統一した制度がコスモスタンダード。BDIH、ECOCERT などが加盟しています。

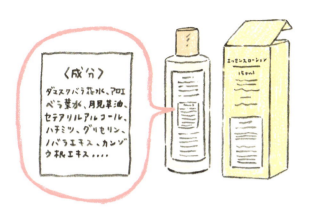

### 見方のPOINT

**1. 配合量が多い順番に記載**

着色剤以外の成分を配合量の多い順に記載（ただし1％以下の成分は順不同）し、そのあとに着色剤を順不同に記載する。

**2. 植物名称の表示名と、原料名や成分名として表記されている名称が違うことがある**

例）フランキンセンス精油が「ニュウコウジュ油」と記載されているなど。

**3. 合成成分が植物由来なのか石油由来なのかを見分ける**

ナチュラルコスメでも界面活性剤（乳化剤）や防腐剤を使います。とはいえ、植物由来の合成成分は、石油由来のものに比べて種類が少なく作用が穏やかなのが特徴。わかりにくい名前の場合もあり、成分表から判断できないことも。多くのオーガニックやナチュラルコスメブランドは配合成分についてHP上で公開しているのでチェックするのがおすすめ。

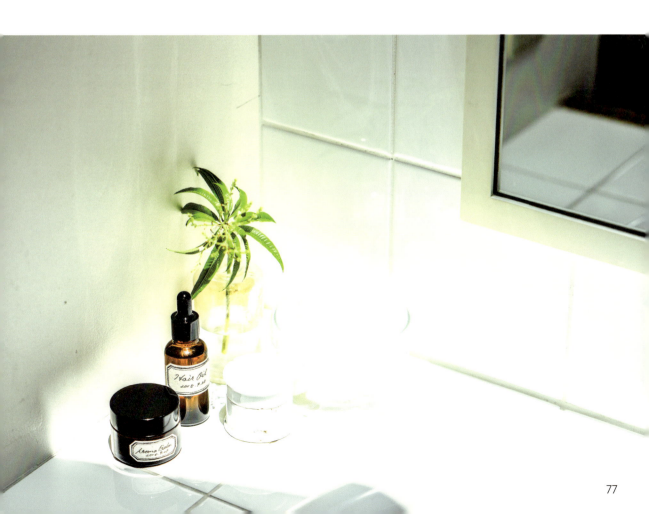

## LESSON 2　ヘアケアで美しい髪

女性の第一印象を大きく左右する髪。
髪がキレイだと、それだけで美人度が増したり、見た目年齢が若く見えるともいわれています。
美しく健康な髪を保つために、正しいヘアケアはもちろん、髪によい生活習慣も学びましょう。

## 美しく健康な髪とは

美しく健康な髪の条件とは、パサつきなどのダメージがなく、うるおいとツヤに満ちていること。つまり、水分、油分、たんぱく質のバランスがとれていて、髪が本来持っている自然なツヤとハリがあることが大切です。肌と違って髪は自力でダメージを回復することができないため、正しいケアをすることが必要です。

### 01： ダメージヘアの原因

ヘアカラーやパーマ、紫外線などによって髪がダメージを受けることは知られていますが、髪がぬれた状態でのタオルや枕との摩擦や、無理なダイエットによる髪の栄養不足などもダメージヘアの原因に。また、女性は30代から50代にかけて髪の毛が細く少なくなり、髪のハリ・コシの低下、全体のボリュームの低下などが起こります。

## 髪と頭皮のメカニズム

うるおいとツヤに満ちた美しい髪を育てるには、毛髪ケアと同時に頭皮ケアも行うことが大切です。そのためにも髪と頭皮のしくみを理解しましょう。

### 01： 髪のしくみ

髪の毛の本数の平均は約10万本といわれ、外的刺激や衝撃から大切な頭を守る役割があると考えられています。また、髪の毛はケラチンと呼ばれるたんぱく質が主な成分。肉や魚を抜くなどの無理なダイエットをすると、髪がパサパサになるのはこのためです。髪の毛や毛根のこと、生え変わりのサイクルなどを詳しく見ていきましょう。

### 髪の毛ができるしくみ

髪の毛は大きく「毛幹」と「毛根」に分けられます。毛幹は頭皮から出ている髪の毛と呼ばれる部分、毛根は頭皮の中にある部分をさします。髪がつくられる際に必要になる栄養素は毛細血管から運ばれ、毛乳頭と呼ばれる根元が受け取ります。これをもとに、毛母細胞が細胞分裂を繰り返すことで髪の毛が成長します。

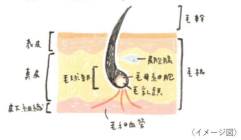

〈イメージ図〉

### 髪の毛の構造

髪の毛は大きく3層に分かれています。中心は毛髄質（メデュラ）、その外側を包んでいるのが毛皮質（コルテックス）。たんぱく質の集まりで、髪のかたさを左右する部分です。メラニン色素も多く集まっているため、髪の色はここで決められます。そして表面は毛小皮（キューティクル）。紫外線などの外的刺激から守る働きと、髪内部の水分を保つ働きがあります。

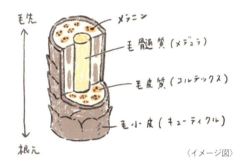
〈イメージ図〉

### ▶ヘアサイクルを理解しよう

髪の毛は、1つの毛穴から1～3本生えており、「成長期」「退行期」「休止期」を一定の周期で繰り返しながら生え変わります。髪の毛が毛根から育ってきたら、太く長く成長（成長期）。成長が止まると毛根が小さくなり（退行期）、抜け落ちたら次の髪の毛を育てる準備をします（休止期）。髪の寿命は、男性で3～5年、女性で4～6年。1日に50～100本が抜け、新しい髪が頭皮から出てくるまでは約80日といわれています。

[ 一般的なヘアサイクル ]

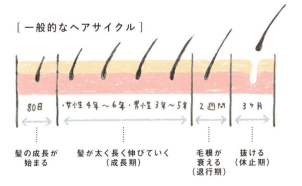

## 02: 頭皮のしくみ

頭皮は髪を育む大切な土壌です。よい畑からよい作物がとれるように、元気な頭皮からは元気な髪が生えてくるのです。また、頭皮から出た皮脂が髪全体をキレイにおおっていることで、髪の毛がツヤツヤに見えます。頭皮の特徴を改めて理解し、健康な頭皮を目ざしましょう。

### 頭皮の特徴

頭皮も肌の一部なので、基本的な構造は変わりません。しかし、皮脂腺や汗腺が多くあり、顔のTゾーンと比べても、その量は約2倍。ほかのパーツより皮脂や汗で汚れやすく、毛穴詰まりやフケ、かゆみにつながりやすいのが特徴です。

CHAPTER 3 ── カラダの外側から整える

# 美しく健康な髪をつくる生活習慣

髪を健康で美しく保つためには、日々のちょっとした積み重ねが大切です。正しいヘアケアはもちろん、バランスのとれた食事、適度な運動、十分な睡眠、髪の紫外線対策など、生活全体を見直して髪によい生活を送るように心がけましょう。

## 01： 正しいヘアケア方法とは

美しい髪のためには、頭皮ケアと毛髪ケアの両方が重要です。頭皮の汚れは、皮脂詰まりなど髪の成長を妨げる要因になるため、正しい髪の洗い方やケア法をマスターしましょう。

### 正しい髪の洗い方

シャンプーはヘアケアの基本。下準備としてブラッシングと予洗いをする、髪よりも頭皮を洗う、ゴシゴシこすらない、この3点が重要です。

*How to Wash*

**1．事前にブラッシング**
髪や頭皮についた埃や汚れ、古い角質を落とし、シャンプーの泡立ちがよくなるほか、髪のもつれをほぐして摩擦を軽減。毛先からとかすのがコツ。

**2．ていねいに予洗い**
シャワーを使って髪全体をぬらし、頭皮をもみほぐしながらていねいに洗います。予洗いで頭皮と髪の汚れをある程度落とすことができます。

**3．髪より頭皮を洗うイメージで**
シャンプーを手にとり、少量の湯で泡立ててから髪にのせ、指の腹で地肌をマッサージするように洗います。

**4．たっぷりのお湯ですすぐ**
十分な量のお湯でしっかりとすすぎ、泡やぬめりが残らないように。下から頭頂部にやさしく往復洗いして。

**5．毛先を中心にトリートメント**
毛先を中心になじませたあと、しっかりとすすいで。頭皮に直接のせるとベタつきの原因になるのでNG。

## マッサージで頭皮ケア

正常な頭皮は、青みがかった白色をしており、赤や黄色っぽくなっている人は要注意。炎症や皮脂詰まりを起こしている可能性があります。もう1つ重要なのが血行のよさ。血行不良の頭皮は毛根に栄養が行き渡りにくく、ハリやコシのない髪につながります。適切な方法で行うマッサージには血行促進効果などが期待できますので、上手に取り入れましょう。

## アウトバスの毛髪ケア

傷みやすい毛髪のケアは、トリートメントやコンディショナーとは別に、洗い流さないタイプのアウトバス用のケアアイテムを上手に使うとよいでしょう。また、与えるだけでなく守るケアも大切。紫外線を大量に浴びると、髪のキューティクルがはがれやすくなるほか頭皮の炎症を引き起こすこともあるので、紫外線対策は忘れずに。毛髪用のUVケアアイテムや日傘などを取り入れましょう。

## 02： 髪にやさしい生活習慣

生活習慣から頭皮環境を整え、ヘアサイクルを乱さないようにすることが大切です。髪にやさしい5つの習慣を見ていきましょう。

▶ 髪の毛にやさしい5つのこと

―#1 髪はなるべく夜に洗う
その日ついた埃や汚れをとり、きれいな頭皮で眠りにつくことで、夜間の髪の成長をスムーズに。

―#2 バランスのとれた食生活
脂肪分や糖分の多い食事は皮脂が過剰になって毛穴を詰まらせやすくなり、たんぱく質不足は髪の主成分に影響します。栄養バランスとともに、特に髪の成長を助ける亜鉛やビタミンを多く含む食品を意識してみましょう。

―#3 禁煙と節酒を心がける
タバコは血管を収縮させるため、頭皮の血行を悪くします。また、お酒も飲みすぎると、髪の成分となる「システイン」を消費してしまいます。

―#4 適度な運動をする
運動によって頭皮の血行がよくなり、健康な髪が生えやすくなります。

―#5 十分な睡眠をとる
身体のあらゆる組織は、就寝中に最も活発に成長。ホルモンバランスが整い健康な髪へつながります。

## 03： 植物のチカラで美髪に！

植物に含まれている成分には、美しい髪や健やかな頭皮を育むサポートをしてくれる力があります。特に頭皮は、スキンケア同様、汚れを落としてうるおいを与え、血行を促すケアが大切。ヘアケアにも植物のパワーを取り入れてみましょう。

CHAPTER 3 ── カラダの外側から整える

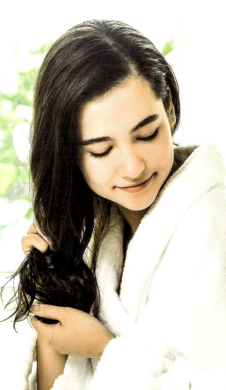

81

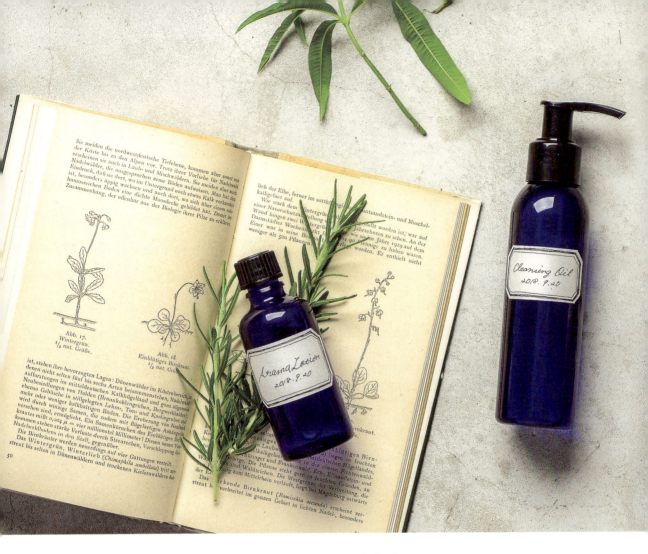

### LESSON 3
## 手作りコスメにチャレンジ！

手作りコスメは、配合する成分や濃度、香りなども自分好みにカスタマイズできるのがよいところ。近年、いろいろな成分や材料が手軽に手に入るうえ、ほとんどがまぜ合わせるだけで意外と簡単に作ることができ、シンプルケア、エコライフ、ローコストなど、さまざまな理由から人気が高まってきています。ただし防腐剤や保存料が入っていないため、少量ずつ作り、正しく保存して作ったらできるだけ早めに使いきりましょう。

#### Recipe 1
### 化粧水

〈材料〉でき上がり量　約60ml分
・芳香蒸留水（ローズ）……50ml
・グリセリン……5ml
・アロエエキス……5ml
・ゼラニウム精油……3滴

〈作り方〉
1　グリセリンに精油を加え、よくまぜる。
2　アロエエキス、芳香蒸留水を加えてさらによくまぜる。
3　容器に移して冷蔵庫に保管し、2週間以内に使いきる。

〈使い方〉
容器をよく振ってから適量をとり、洗顔後の清潔な肌にやさしくなじませます。

CHAPTER 3　カラダの外側から整える

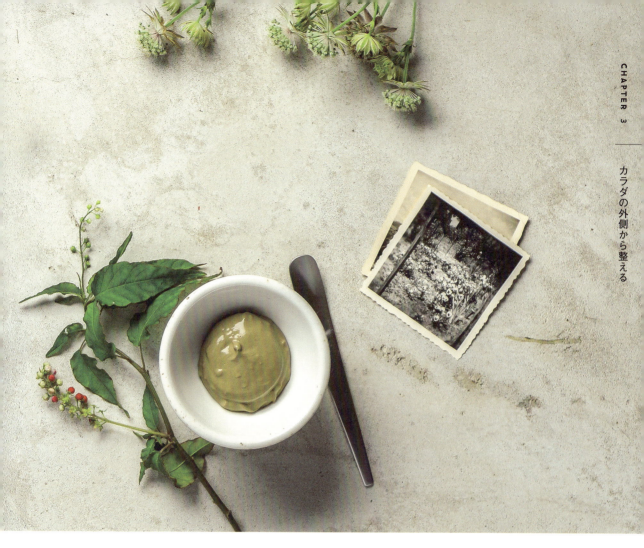

Recipe 2
### クレンジングオイル

〈材料〉でき上がり量　約30ml分
・オリーブ油 …… 20ml
・ホホバ油 …… 10ml
・ラベンダー精油 …… 2滴
・ティートリー精油 …… 1滴

〈作り方〉
1　ホホバ油とオリーブ油をまぜ、精油を加えてさらによくまぜる。
2　容器に移し、1カ月以内に使いきる。

〈使い方〉
落ちにくいポイントメイクなどは、あらかじめ落としておきます。大さじ1程度を手にとり、乾いた肌に円を描くようにしながらやさしくのばしていきます。メイクとなじんだらぬらしたコットンで軽くふきとり、洗顔します。

Recipe 3
### クレイパック

〈材料〉でき上がり量　約40ml分
・クレイ（モンモリロナイト）…… 大さじ1
・芳香蒸留水（ネロリ）…… 大さじ2
・オリーブ油 …… 小さじ1
・フランキンセンス精油 …… 1滴

〈作り方〉
1　芳香蒸留水にクレイを加えて水分が浸透するまでおく。
2　10分ほど経過したら、オリーブ油に溶かした精油を加え、よくまぜる。
3　保存はせず、1回で使いきる。

〈使い方〉
乾いた肌に使います。目と口のまわりを避け、肌が隠れるくらいの厚さで塗ったら、5〜10分おいてぬるま湯で洗い流します。

83

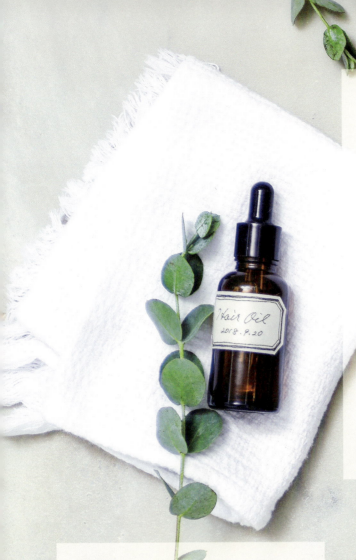

### Recipe 5
### バーム

〈材料〉でき上がり量　約50g分

- ミツロウ ……… 5g
- ホホバ油 ……… 10ml
- シアーバター ……… 25g
- 植物性乳化ワックス ……… 1.5 g
- カレンデュラエキス ……… 1ml
- ハトムギエキス ……… 1ml
- フランキンセンス精油 ……… 1滴
- ゼラニウム精油 ……… 2滴
- ラベンダー精油 ……… 1滴

〈作り方〉
1. ミツロウ、ホホバ油、シアーバター、乳化ワックスをビーカーなどに入れ、湯煎にかける。
2. かきまぜながら、全部とけたら容器に流し入れる。
3. カレンデュラエキス、ハトムギエキス、精油を入れ、よくまぜる。
4. 冷めて固まってきたら完成。スパチュラまたは清潔な手で使用し、1カ月以内に使いきる。

〈使い方〉
手のひらにとり、両手で温めてから使います。肌の乾燥が気になるときやスキンケアの仕上げに、肌を包むようにしてなじませます。

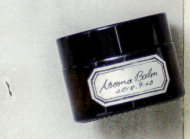

### Recipe 4
### ヘアオイル

〈材料〉でき上がり量　約20ml分

- ホホバ油 ……… 15ml
- アルガン油 ……… 5ml
- フランキンセンス精油 ……… 2滴
- ラベンダー精油 ……… 2滴

〈作り方〉
1. ホホバ油とアルガン油をまぜ、精油を加えてさらによくまぜる。
2. 容器に移し、1カ月以内に使いきる。

〈使い方〉
アウトバストリートメントとして、シャンプー後の乾かした髪に適量をなじませます。朝のお出かけ前に毛先を中心に軽く使うと、髪のまとまりがよくなります。

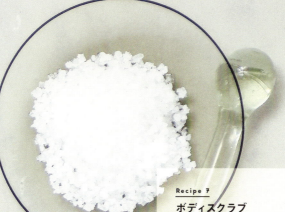

CHAPTER 3 ― カラダの外側から整える

#### Recipe 7
### ボディスクラブ

〈材料〉でき上がり量　約2回分
- 天然塩（細かいもの）……大さじ3
- オリーブ油……5ml
- ハトムギエキス……2ml
- ティートリー精油……1滴
- ラベンダー精油……1滴

〈作り方〉
1　天然塩にオリーブ油と精油を加えてさらによくまぜる。
2　ハトムギエキスを加えてまぜる。
3　容器に移し、1週間以内に使いきる。

〈使い方〉
ひじ、ひざ、かかと、ヒップなどの肌のお手入れに。週1〜2回、ぬれた肌にやさしくなじませたあと、洗い流します。肌をこすりすぎないよう注意し、傷がある肌には使用を控えてください。

#### Recipe 6
### ボディオイル

〈材料〉でき上がり量　約30ml分
- ホホバ油……25ml
- スイートアーモンド油……5ml
- ゼラニウム精油……3滴
- ラベンダー精油……2滴
- ティートリー精油……1滴

〈作り方〉
1　ホホバ油とスイートアーモンド油をまぜ、精油を加えてさらによくまぜる。
2　容器に移し、1カ月以内に使いきる。

〈使い方〉
入浴後の肌を、やさしくなでるようにトリートメントしながら塗布します。

CHAPTER
3
—
# WORK

現在あなたが使っているスキンケア用品に入っている植物成分をチェック！
さらに、自分の肌にプラスしたい植物成分を考えてみましょう。

＜現在＞

＜プラスする植物成分＞

CHAPTER 4

—

# 毎日の心がけで<br>ナチュラルビューティ

知らず知らずのうちに、疲れをため込んでしまっていませんか？
立ち止まって深呼吸をしてみる、自然の中でリフレッシュするなど、
肩の力を抜いて、ゆったりと過ごしてみましょう。
自分を大切にすることがナチュラルビューティへの近道です。

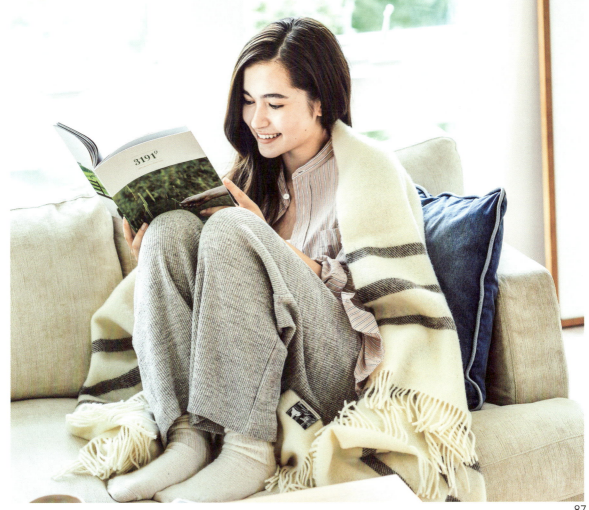

## LESSON 1　正しい呼吸法

私たちが生きていくために欠かせない呼吸。
1日に約3万回ともいわれる呼吸に意識を向け、
毎日の習慣から健やかな身体を手に入れましょう。

### 呼吸の大切さ

呼吸は、酸素を取り入れ二酸化炭素を出すだけの
ものではなく、身体の巡りと深く関わっています。
正しい呼吸をすることは、全身の巡りをよくして
代謝をアップさせ、私たちの心や身体を元気にし
てくれるのです。

### 01： 呼吸を整えるメリット

私たちの身体は、呼吸の「吐く、吸う」という
リズムに従って、血液や体液などを循環させて
います。正しく呼吸ができていると、酸素が全
身の細胞にしっかり届くため新陳代謝が活性
化。血流や胃腸の働きなども整えるので全身の
巡りがよくなり、免疫力アップにもつながりま
す。また、自律神経を整える働きもあるので、
集中力や持続力、パフォーマンスがアップする
など、さまざまなメリットが期待できます。

---
#### こんなイイこと！

□ 酸素を効率よく取り込める
□ 自律神経のバランスが整う
□ 循環器系をサポートする
□ 睡眠の質が上がる
□ 集中力が高まる

---

### 02： 日ごろの呼吸を振り返る

私たちは、力んだり、緊張すると呼吸を止めてし
まうことがあります。時間に追われたりストレス
を抱えていると、呼吸が浅くなってしまうことも。
自分の呼吸を振り返り、しっかり吐いて吸い込ん
でいるか、肩で息をしたり、無理な姿勢で呼吸し
ていないかを確認してみましょう。これらを改善
することが、正しい呼吸へとつながります。

---
#### 腹式呼吸と胸式呼吸

呼吸には大きく分けて「腹式呼吸」
と「胸式呼吸」の2通りがあります。
胸式呼吸は普段、無意識に行ってい
る呼吸ですが、気分転換などリフレッ
シュのために行われることが多く、腹
式呼吸はヨガの呼吸法などリラック
スのために用いられます。どちらの
呼吸が正しいということはなく、場面
によって使い分けることが重要です。

## 自律神経と呼吸

自律神経は、私たちの意志とは関係なく、身体を健全に保つために働いています。通常は無意識に働いていますが、「呼吸」を介してアプローチすることができます。

### 01： 深い呼吸で自律神経を整える

交感神経が優位になると、呼吸は速く浅くなり、副交感神経が優位になりリラックスしていると、ゆっくりとした深い呼吸になります。逆にいうと、副交感神経を優位にしたり、リラックスしたいときには、深くゆっくりとした呼吸（深呼吸）をすればよいということになります。このように、呼吸法によって交感神経と副交感神経に働きかけることで、自律神経のバランスを整えることができます。

▶「深呼吸」と「大呼吸」の違い

「深呼吸する」というと、たいていの人は両腕を大きく広げ、胸を開いて大きく吸い込もうとしますが、それは実は大呼吸。胸に空気を送り込む浅い呼吸法です。深呼吸とは、息をおなかから深く吸ってゆっくり吐くこと。深呼吸＝腹式呼吸、大呼吸＝胸式呼吸、と覚えておきましょう。

---
**大呼吸の特徴**

- □ 頭が上がる
- □ 胸を張る
- □ 身体から手が離れる
- □ 足に力が入る
- □ のけぞる
---

### 02： カラダをリラックスさせる呼吸法

リラックスするには深呼吸、つまり腹式呼吸が効果的。緊張やストレスで力みがちな普段の呼吸を、心と身体にやさしい呼吸に変えることができます。腹式呼吸で鼻から深く息を吸って吐く感覚を身体に覚えさせると、自然と深呼吸がうまくできるようになります。1日の中で呼吸と見つめ合う時間をつくるようにするとよいでしょう。

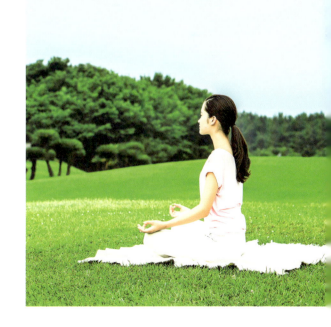

## 正しい呼吸法とは

まずは、すべての呼吸の基本となる姿勢を確認。深く吸ってゆっくり吐くという、安定した呼吸の感覚を身につけましょう。

**TRY!**

- □ 朝起きたらすぐに深呼吸
- □ 日中は1～5回、数分間の深呼吸タイムを
- □ 寝る前の30分～1時間、呼吸と見つめ合う

### 呼吸の基本姿勢

自分に合った自然な姿勢が大切です。姿勢をよくしようと意識しすぎると、背中や肩をそらせがちですが、疲れて元の姿勢に戻ってしまっては逆効果。また、身体に負担をかけて緊張させてしまうと深い呼吸ができなくなるので、無理なく楽な姿勢で行いましょう。

#### 自然な立ち方

足を肩幅ぐらいに開き、顔、目線は正面に向けあごを軽く引いた状態に。力を抜き、背骨の自然な丸みが出ているようなイメージで。腕ものばしすぎず、ひじや指は軽く曲げて。

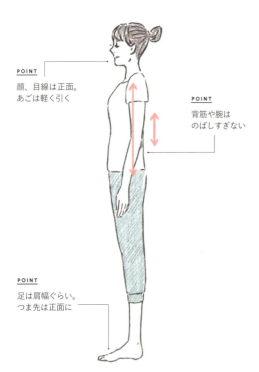

**POINT** 顔、目線は正面。あごは軽く引く

**POINT** 背筋や腕はのばしすぎない

**POINT** 足は肩幅ぐらい。つま先は正面に

#### 自然な座り方

胸を張りすぎず、背中に自然な丸みをつけるイメージで座ります。骨盤を軸に、身体が楽な状態になる姿勢で落ち着かせます。

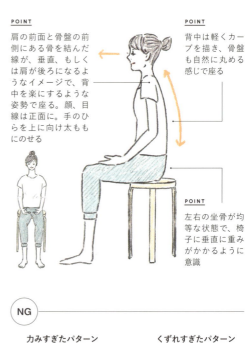

**POINT** 肩の前面と骨盤の前側にある骨を結んだ線が、垂直、もしくは肩が後ろになるようなイメージで、背中を楽にするような姿勢で座る。顔、目線は正面に。手のひらを上に向け太ももにのせる

**POINT** 背中は軽くカーブを描き、骨盤も自然に丸める感じで座る

**POINT** 左右の坐骨が均等な状態で、椅子に垂直に重みがかかるように意識

**NG**

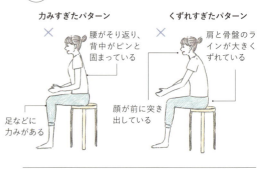

**力みすぎたパターン** × 腰がそり返り、背中がピンと固まっている／足などに力みがある

**くずれすぎたパターン** × 肩と骨盤のラインが大きくずれている／顔が前に突き出している

## 深呼吸を覚える

深呼吸のポイントは、自然な姿勢で息をしっかり吐ききること。正しい深呼吸をすることで、おなかの底に息が入る感覚をつかみましょう。

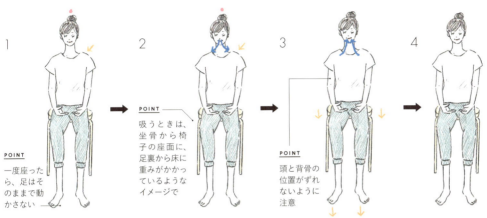

**1** POINT 一度座ったら、足はそのまま動かさない

自然な座り方でスタート。手のひらは上に向け太ももの上に。目は軽く閉じた状態で。

**2** POINT 吸うときは、坐骨から椅子の座面に、足裏から床に重みがかかっているようなイメージで

背筋と肩の力を抜き、鼻から息を吸います。おなかの奥から息を引き込むように、深く吸って。

**3** POINT 頭と背骨の位置がずれないように注意

口からゆっくりと、息を吸ったときの倍以上の時間をかけて吐き出します。

**4** 自分のペースで2、3を5〜10分間繰り返します。息が少しずつ入って出ていくような感覚で。

---

### 呼吸がうまくできない人におすすめ！

#### 合掌呼吸
短時間でできる呼吸法。仕事の休憩時間など、外出先でもすぐできます。

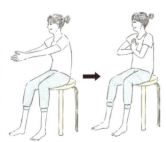

**1** 両手を合掌し、前に数秒のばします。そのまま鼻から息を吸って口からゆっくり吐いて。

**2** 合掌した両手を胸の中心に引き寄せ、鼻から息を吸って口からゆっくり吐きます。これを数回繰り返します。

#### うずくまり呼吸
全身を使って腹式呼吸を身体に覚えさせる方法です。息を深く吸って吐ききれているのかわからない人や、より効果的に深い呼吸を感じたい人に。

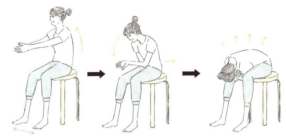

**1** 椅子に座り「前へならえ」のポーズをとり、背中を軽く丸めた状態で、両手を合わせます。

**2** 丸めた背中をキープしたまま、手のひらを外向きに開き、両腕のひじをくっつけます。このポーズのまま、両腕を自分のへそにくっつけるようにして身体を前屈させます。

**3** 前屈しながら両手の間に顔を入れ頭・首・背中の力を抜き、5〜8秒かけて背中を広げるように少しずつ鼻から息を吸います。吸いきったら10〜20秒かけ息を吐く。ゆっくりと鼻から息を吸いながら体を起こし、次の吐く息で腕を楽にして深呼吸を。これを3〜5回繰り返して。

CHAPTER 4　毎日の心がけでナチュラルビューティ

## LESSON 2　五感に心地よいライフスタイル

ふと見上げた夜空の星の美しさや、街中で香ってきた季節の花々、鳥の声や子どもたちの笑い声……。
五感を意識して過ごすだけで、せわしない日々も輝きを増し始めます。
五感を磨き、心豊かな毎日を過ごしてみませんか？

## 五感とは

人間の目・鼻・舌・耳・皮膚を通して生じる5つの
感覚のことで、「視覚」「嗅覚」「味覚」「聴覚」「触覚」
という5つに代表される人間の感覚の総称。五感の
中でも中心となって働くのは視覚ですが、何かを認
識しようとするときには聴覚、嗅覚、触覚、味覚も
動員されます。たとえば、梅干しを見ると唾液が出
たりするように、人は視覚だけで物を認識するので
はなく、五感すべてを使って情報を得ています。

### 01： 五感に目を向けてみる

私たちのまわりは、常にさまざまな情報や刺激が
あふれています。情報過多な状態が続くと、脳の
中の注意資源を使いきってしまい、自分自身の内
側に目を向けたり、心の疲れを自覚できなくなっ
てしまいます。また、仕事や日々の忙しさに追わ
れていると、同じくこの受容感覚が低下。このよう
な状態を回避するためには、思い切って外部か
らの刺激をシャットアウト。パソコンやスマート
フォン、テレビを一切見ず、何もしない時間をつ
くりましょう。すると自然と自分自身に目を向け
るようになり、自分の感情に気づくようになりま
す。その"気づき"が、五感を意識させるきっか
けとなります。

### 視覚

光を受けて生じる感覚で、明暗・光の方向や物の色・動き・
距離などを認知。外界の情報の大半を補う、重要な感覚です。
なかでも、色が心に与える影響はとても大きいといわれてい
るので、自然に目を向け、自然界に存在する豊かな色彩を感
じることは、五感を磨くうえでとても効果的です。

### 嗅覚

嗅覚は大脳辺縁系と呼ばれる古い脳へと伝わり感情や本能
を支配するため、原始的な感覚といわれています。記憶と強
いつながりを持ち、においをかいだときに記憶がよみがえる
のはそのため。嗅覚を鍛えるためには、いろいろなにおいに
触れるのが◎。森林浴で風や木々の香りを楽しんでみましょう。

### 味覚

味を認知する感覚で、甘味、苦味、塩味、酸味、旨味の5種
の基本感覚があります。嗅覚や触覚、熱感覚なども関わり、
特に嗅覚は味覚の95％を占めるといわれるほど。たとえば食
事のとき、料理を目で楽しみ、香りを堪能し、味覚を研ぎ澄
ませてじっくり味わってみて。五感を意識することは、脳の
活性化にも。

### 聴覚

音を感じる感覚。動物や昆虫などは発達していますが人間
が認識できる音は範囲が狭く、年齢や性別など個人差が大
きいのが特徴。人間の脳には「1／fゆらぎ音」というリズム
がいいといわれ、クラシックやジャズなどの音楽が心地よ
く感じるのはこのため。また環境音楽などもおすすめです。

### 触覚

皮膚や粘膜に物が触れたときに生じる感覚で、五感の中で
いまだに不明点が多いといわれています。その感覚点は舌
や指先に多く、温・冷・痛などの皮膚感覚も触覚の一部です。
海辺を裸足で歩く、肌ざわりのよい服に身を包むなど、身体
が心地いいと感じるものを積極的に取り入れてみましょう。

## ▶五感を磨くコツとは

五感を磨くための手段は、生活のあちこちにあります。何をするのかではなく、その行為に集中し、全身でそのことを味わうように心がけることが大切です。

1. いろいろなことに興味を持つ
2. 物事に対して具体的な感想を持つ
3. 自分の感情に素直になる
4. 何事にも時間をかけて楽しむ
5. 物の感触を確かめてみる

## ▶「リトリート」のすすめ

本来はキリスト教の「修養」を意味する言葉で、近年では、普段の環境から切り離すことで心身をリフレッシュする、転地療法を示す言葉として使われています。日常と離れて大自然と触れることや、何もない環境に身をおくことなどにより、自分の心と向き合い、自分自身のあり方や感情に気づかせる方法のことです。なかでも効果的といわれているのが、森林浴と温泉。風や水の音など、五感が心地よく刺激され、たまったストレスを洗い流すとともに、五感が研ぎ澄まされます。

## 02： 自然と共生する

日本人は古来より自然と共生してきました。都会的な便利な環境が必ずしもいいことではなく、ときには自然をありのままに受け止め、不便さを楽しむことが大事なのです。たとえば、農薬を使わずに育てた旬の野菜は、手間やコストがかかりますが、栄養価が高く、地球環境はもちろん私たちにもやさしいものになります。人間は自然の一部だということを自覚し、無理せずできる範囲で、ひとりひとりが環境と身体に配慮した生活を心がけること。自然と共生することで、真のナチュラルビューティなライフスタイルに近づくことができます。

CHAPTER 4

毎日の心がけでナチュラルビューティ

## 瞑想を日常に取り入れる

### ヨガ

サンスクリット語で「つながり」を意味し、もともとは古代インド発祥の伝統的な宗教的行法です。心と身体、魂がつながっている状態のことをあらわし、心身の緊張をほぐし、心の安定と安らぎを得ることを目的としたもの。ヨガのポーズは、身体のゆがみを矯正し、柔軟性や体力を向上。また呼吸や瞑想を組み合わせることで集中力が高まり、穏やかな精神状態に導くとされています。

### 禅

ヨガと同じくインド発祥の修行法。サンスクリット語で「心を統一させて真理を追求すること」を意味します。日本には鎌倉時代に伝わり、曹洞宗や臨済宗が有名。坐禅を重んじ、邪念を払い精神統一することで悟りの境地を得ることを目的としています。茶道や書道、剣道などへ影響を与え、そこから転じて謙虚に自分を抑え、1つのことに専念して一事を極め、高い境地に達すること、という理念が一般的に。坐禅は、無心になり集中力を高める方法として用いられます。

### マインドフルネス

「今、この瞬間、集中している心のあり方」のこと。雑念を持たず、リラックスして今この瞬間だけに集中して心が研ぎ澄まされている状態で、最も自分の力を発揮できる状態にもっていくこと。その境地やプロセスのことをいいます。もともとは仏教の考えに由来したもので、禅と似たような瞑想法を取り入れていますが、目的が大きく異なり「ストレス軽減」「自律神経回復」「集中力アップ」など、意識的に改善していこうとするもの。最近では、脳科学でもその効果が実証されています。

## CHAPTER 4

# WORK

心地よいライフスタイルを送るために、
あなたがこれから取り入れたいことを書き出してみましょう。

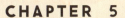

# CHAPTER 5

# 植物図鑑

食べたり、飲んだり、香らせたり……。
さまざまな利用法で、ナチュラルビューティな生活に役立つ植物をご紹介します。
代表的な成分や取り入れ方にも注目して、ぜひ自分の生活に役立ててみましょう。

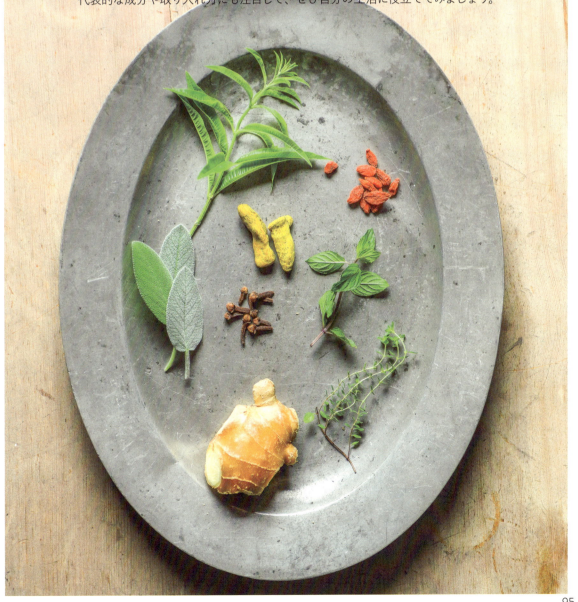

# この章の見方（項目の説明）

この章では、24種の植物を１種類ずつ紹介しています。
ここでは、表やアイコンの見方を説明します。また、植物は五十音順に並んでいます。

### 1 学名
生物ひとつひとつにつけられた、世界共通の学術上の名称です。

### 2 別名
和名や俗名など。

### 3 科名
生物を分類するうえでの階級のひとつで、植物が属する科の名称です。

### 4 産地
植物が産出される国や地域の一例です。

### 5 注目の成分
植物に含まれる主な成分のうち私たちに関わりが深いもの。グループごとに色分けして表示されています。

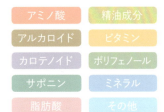

### 6 期待される効果
美容と健康に関係の深い期待される効果です。

### 7 取り入れ方
食べる、飲む、スキンケア、アロマテラピーの４項目で、おすすめの取り入れ方を紹介します。

### 8 植物のエピソード
その植物にまつわる由来や、成分の効能効果などをわかりやすく説明しています。

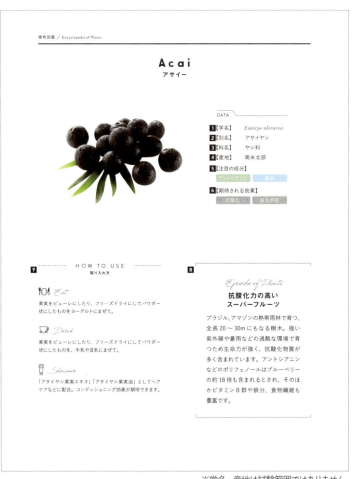

※学名・産地は試験範囲ではありません。

## >> 覚えておきたい植物の有効成分

植物に含まれる成分の中には、私たちにとって有用なものがたくさんあります。主な成分を知り、取り入れる際の参考にしてみましょう。

### アミノ酸

体内でそれぞれ特徴的な働きをするたんぱく質の構成単位。

**・テアニン**
お茶に特有のアミノ酸。カフェインによる興奮の抑制、脳の神経細胞保護、リラックスを促す作用などが確認された実験結果がある。

**・ベタイン**
植物や魚介類に含まれるアミノ酸。胃や肝臓の機能を高めたり、血糖値やコレステロールの上昇を抑える効果があるとされる。植物ではホウレンソウや甜菜、きのこ類に多く含まれる。

### アルカロイド

窒素を含む化合物の総称で、強力な作用を持つため、摂取する場合は量に注意が必要。ケシに含まれるモルヒネ、タバコのニコチン、コーヒーやココアのカフェインなどがある。

### カロテノイド

黄色、赤、オレンジ色などの色素成分。脂溶性の特徴を持つ。植物の中で紫外線を遮断するフィルターとして働き、活性酸素を除去する作用があるとされる。

### サポニン

水とまぜると石けんのように泡立つ植物成分の総称。お茶などに含まれ、利尿作用、抗菌・抗ウイルス作用などがある。

**・グリチルリチン酸**
抗炎症作用や免疫調節作用などがあるとされる、甘草の根に含まれる成分。風邪薬やのどの炎症を抑える薬などにも配合されている。

### 精油成分

植物に含まれる芳香成分。無数の化合物からできており、殺菌・抗菌、消炎、鎮静作用など植物によってさまざまな作用を持つ。

### ポリフェノール

光合成によってつくられる植物の色素や苦み成分で、抗酸化物質のひとつ。5,000種以上あるといわれている。

**・アントシアニン**
ブルーベリーやビルベリー、ブドウ、ナスなどに含まれる、赤・青・紫などの色素成分の総称。目の機能向上や肝機能の改善などに効果があるとされる。

**・カテキン**
緑茶の苦み成分で、殺菌作用やコレステロール調整作用、血糖値上昇を抑える作用などがあるとされる。

**・クルクミン**
抗酸化作用、消炎作用がある。ウコンなどに含まれる黄色のポリフェノール化合物。肝機能を改善する働きがあるとされる。

**・クロロゲン酸**
コーヒー豆から発見された抗酸化物質で、ハーブのほか、じゃがいもやごぼうなどにも含まれる。脂肪の蓄積や血糖値上昇を抑える作用があるとされる。

**・タンニン**
収れん作用、消炎作用がある。消化管粘膜のたんぱく質を結合して分泌を抑制することから、整腸止瀉作用を示す。

**・フラボノイド**
オレンジやレモン、ニンジンなどに含まれる、黄色やオレンジ色の色素成分の総称。ビタミンPなどたくさんの種類があり、多くが強い抗酸化作用を持つ。主な作用として利尿作用や消炎作用、殺菌作用があげられる。

**・ロスマリン酸**
ローズマリーから発見された抗酸化物質で、シソ科の植物などに含まれる。アレルギー反応をやわらげるほか、脳機能の低下を防ぐ効果が示唆された実験結果もある。

### その他

**・ウルソール酸**
ローズマリーやラベンダー、リンゴの皮などに含まれる成分。コラーゲン線維束を強化する働きが期待されている。

**・クエン酸**
主に柑橘類に含まれる酸味成分。食べ物を体内でエネルギーに変えるしくみに欠かせない成分で、疲労回復や健康維持を助ける作用がある。

植物図鑑 / Encyclopedia of Plants

# Acai
### アサイー

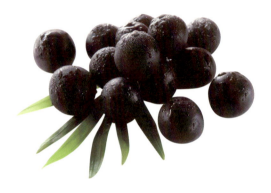

**DATA**

| | |
|---|---|
| 【学名】 | *Euterpe oleracea* |
| 【別名】 | アサイヤシ |
| 【科名】 | ヤシ科 |
| 【産地】 | 南米北部 |

【注目の成分】
アントシアニン　鉄分

【期待される効果】
抗酸化　貧血予防

---

## HOW TO USE
### 取り入れ方

**Eat**
果実をピューレにしたり、フリーズドライにしてパウダー状にしたものをヨーグルトにまぜて。

**Drink**
果実をピューレにしたり、フリーズドライにしてパウダー状にしたものを、牛乳や豆乳にまぜて。

**Skincare**
「アサイヤシ果実エキス」「アサイヤシ果実油」としてヘアケアなどに配合。コンディショニング効果が期待できます。

---

*Episode of Plants*

### 抗酸化力の高い
### スーパーフルーツ

ブラジル、アマゾンの熱帯雨林で育つ、全長20〜30mにもなる樹木。強い紫外線や豪雨などの過酷な環境で育つため生命力が強く、抗酸化物質が多く含まれています。アントシアニンなどのポリフェノールはブルーベリーの約18倍も含まれるとされ、そのほかビタミンB群や鉄分、食物繊維も豊富です。

植物図鑑 / Encyclopedia of Plants

# Turmeric
ウコン

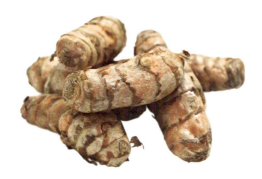

**DATA**

【学名】　　*Curcuma longa*
【別名】　　ターメリック
【科名】　　ショウガ科
【産地】　　熱帯アジア
【注目の成分】
　クルクミン
【期待される効果】
　芳香性健胃　　抗炎症

---------- HOW TO USE ----------
取り入れ方

  *Eat*
粉末をカレー粉に加えるだけでなく、お米と一緒に炊飯器に入れて炊いたり、いためたりすればターメリックライスに。

 *Drink*
根を乾燥させたものを、ハーブティーとして。また、粉末を紅茶に加えて飲んでも。

 *Skincare*
「ウコン根エキス」などとしてスキンケアやヘアケア製品に配合。抗炎症作用が期待できます。

 *Aroma*
精油は芳香浴のみがおすすめ。スパイシーな香り。

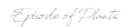
## 食用や薬用に古くから活用されてきたスパイス

インドでは紀元前から栽培され、アーユルヴェーダの医薬品として扱われてきました。黄色い色素成分クルクミンはポリフェノールの一種で抗酸化作用があり、肝機能や消化器の症状改善にも用いられます。

植物図鑑 / Encyclopedia of Plants

# Mikan
### 温州みかん

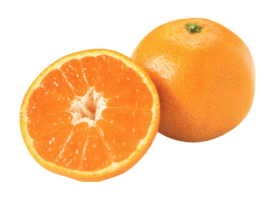

**DATA**

【学名】　*Citrus unshiu*
【科名】　ミカン科
【産地】　日本
【注目の成分】
　カロテノイド　精油成分
　フラボノイド
【期待される効果】
　血行促進　芳香性健胃

---

## HOW TO USE
### 取り入れ方

 *Eat*

チンピはスパイスにブレンドして肉料理などに。七味唐辛子にも含まれています。果実はそのまま食べても。

 *Drink*

シナモンなど、ほかのスパイスやフルーツと一緒に赤ワインに漬けて煮れば、ノンアルコールのサングリアに。チンピはお茶にしても。

 *Skincare*

「チンピエキス」の名でスキンケア製品などに配合。肌荒れやくすみが気になるときに。

 *Aroma*

果皮からとれる精油は、フレッシュで甘い柑橘系の香り。

---

*Episode of Plants*

### さわやかな甘さの
### 柑橘の香りが人気

温州みかんの皮を乾燥させたものを、漢方ではチンピ（陳皮）として用います。陳皮茶や、七味唐辛子にブレンドされてスパイスとしても使われます。毛細血管を強くするといわれるフラボノイドの一種、ビタミンP（ヘスペリジン）を含み、血行促進や身体を温める効果が期待できます。

植物図鑑 / Encyclopedia of Plants

# Elder flower
### エルダーフラワー

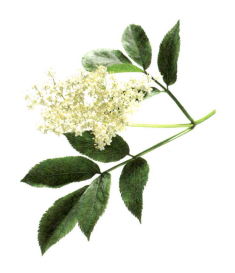

**DATA**

| | |
|---|---|
| 【学名】 | *Sambucus nigra* |
| 【別名】 | セイヨウニワトコ |
| 【科名】 | レンプクソウ科 |
| 【産地】 | 北アフリカ、ヨーロッパ |

【注目の成分】
ビタミンC　クロロゲン酸　フラボノイド

【期待される効果】
風邪予防　消炎（肌）

---

## HOW TO USE
### 取り入れ方

 *Eat*
砂糖で煮詰めて作ったコーディアルで、ゼリーやパンケーキなどのデザートを。

 *Drink*
ハーブティーとして。また、コーディアルを炭酸水やお湯で割って飲んでも。

 *Skincare*
「セイヨウニワトコ花エキス」「セイヨウニワトコエキス」として多くの化粧品に配合。肌荒れを防ぐ作用が期待できます。

---

*Episode of Plants*

### 西洋で古くから親しまれてきた万能ハーブ

西洋ハーブ医学やアメリカ先住民の間で使われてきた代表的なハーブ。抗酸化作用の高いリノール酸やフラボノイドが豊富に含まれ、発汗利尿作用があるため、風邪の初期症状に用いられています。

植物図鑑 / Encyclopedia of Plants

# licorice
## 甘草

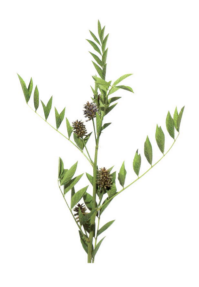

### DATA

【学名】　*Glycyrrhiza glabra*
【別名】　リコリス
【科名】　マメ科
【産地】　地中海沿岸、中国、中東、ロシア

【注目の成分】
グリチルリチン酸　フラボノイド

【期待される効果】
美白　消炎　ニキビ予防（肌）
胃腸の調子を整える　アダプトゲン

---

## HOW TO USE
### 取り入れ方

**Eat**
欧米ではグミやキャンディなどの菓子として人気。

**Drink**
ハーブティーとして。薬っぽいクセのある香りがありますが甘みが強く、ほかのハーブとのブレンドもおすすめ。

**Skincare**
「甘草エキス」として多くの化粧品に配合。美白や抗炎症作用が期待できます。

---

*Episode of Plants*
### 漢方でもおなじみの薬効高いハーブ

紀元前500年ごろから使われていた薬効の高いハーブ。抗炎症・抗アレルギー作用や、のどや胃のトラブルを整える効果があるとされ、さまざまな漢方に処方されています。甘草の名の通り、根に含まれるグリチルリチン酸は砂糖の約50倍の甘さがあり、甘味料としても使われます。

植物図鑑 / Encyclopedia of Plants

# Wolfberry
### クコ

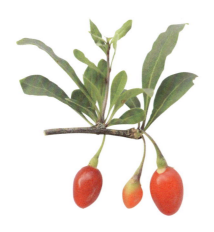

### DATA

- 【学名】 *Lycium chinense*
- 【別名】 クコの実、ゴジベリー
- 【科名】 ナス科
- 【産地】 東アジア
- 【注目の成分】 ベタイン　カロテノイド
- 【期待される効果】 血圧やコレステロールを下げる　強壮　アダプトゲン

---

## HOW TO USE
### 取り入れ方

#### Eat
実を中華料理のトッピング、スープ、シリアルなどに。

#### Drink
葉または実をお茶として。また、実をハチミツ漬けやシロップ漬けにし、紅茶などに入れても。

#### Skincare
「クコ果実エキス」としてスキンケアやヘアケア製品に配合。美白や抗酸化が期待できます。

---

### Episode of Plants
### 中国で3000年の歴史を持つ、滋養強壮の妙薬

不老長寿の妙薬として楊貴妃が愛用したとの説も。薬膳では、滋養強壮、疲れ目や疲労回復に有用な食材として使われます。抗酸化作用の高い成分が豊富で、欧米でも豊富な栄養素を含むスーパーフードのひとつとして人気です。

植物図鑑 / Encyclopedia of Plants

# Clove
クローブ

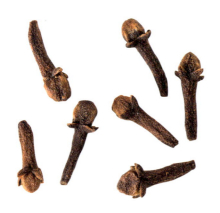

### DATA

【学名】　*Syzygium aromaticum*
【別名】　チョウジノキ
【科名】　フトモモ科
【産地】　熱帯アジア

【注目の成分】
精油成分　タンニン

【期待される効果】
芳香性健胃　抗菌
収れん（肌）

---

## HOW TO USE
取り入れ方

### Eat
カレー粉に加えて。また、肉料理の香りづけに。

### Drink
シナモンやカルダモンと一緒に牛乳で煮てチャイに。オレンジスライスや好みのフルーツとともに赤ワインに漬け込こんでサングリアにしても。

### Skincare
「チョウジエキス」としてスキンケア・ボディケア製品などに配合。清潔な肌を保つ作用が期待できます。

### Aroma
皮膚刺激があるため、精油は芳香浴のみでの使用がおすすめ。

---

### Episode of Plants
#### マゼランが求めたという 香り高いスパイス

開花前のつぼみを摘んで乾燥させ、スパイスとして利用。精油成分には、油脂の酸化防止や防腐作用があるとされています。西洋では昔から、オレンジにクローブをさした芳香剤「ポマンダー」としても使われてきました。

# Shell ginger
### 月桃

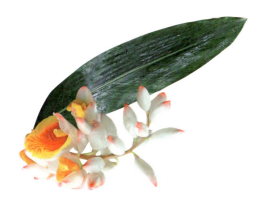

| DATA | |
|---|---|
| 【学名】 | *Alpinia zerumbet* |
| 【科名】 | ショウガ科 |
| 【産地】 | 九州南端から沖縄、台湾から熱帯アジア |

【注目の成分】
精油成分　フラボノイド

【期待される効果】
ハリ・弾力（肌）　芳香性健胃　抗酸化

---

## HOW TO USE
### 取り入れ方

**Eat**
沖縄料理の葉を使った蒸し料理（カーサムーチー）などに。

**Drink**
ハーブティーとして。

**Skincare**
「ゲットウ葉エキス」として化粧品に配合。保湿やコラーゲン産生促進が期待できます。

**Aroma**
精油を使って芳香浴を。さわやかなハーブ調の香り。

---

*Episode of Plants*

### さわやかな香りを持つ、抗酸化力の高いハーブ

白やピンクの桃の実のようなつぼみをつけることで月桃の名がついたとされます。ポリフェノールの一種であるフラボノイドが豊富に含まれ、高い抗酸化作用が期待できます。甘い香りの葉は、ハーブティーやお菓子の材料としても用いられ、防虫、抗菌、防カビ効果があるといわれています。

植物図鑑 / Encyclopedia of Plants

# Burdock
### ごぼう

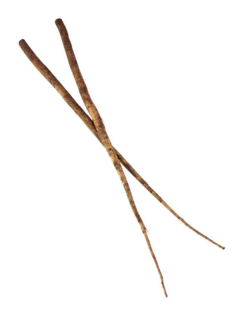

### DATA

【学名】 *Arctium lappa*
【科名】 キク科
【産地】 アジア、ヨーロッパ
【注目の成分】
クロロゲン酸　タンニン
食物繊維
【期待される効果】
利尿　発汗
収れん（肌）　抗酸化

---

### HOW TO USE
#### 取り入れ方

クロロゲン酸摂取のためには、水にひたさず、切ったらすぐに調理を。

お茶として。葉は肌のトラブルに、種子は風邪のときやむくみが気になるときに。

「ゴボウ根エキス」として多くの化粧品に配合。保湿や収れん作用が期待できます。

---

*Episode of Plants*

### 食物繊維やミネラルが豊富で整腸作用が期待できる

香りやうまみは根の皮に含まれるので、皮はむかずに調理するのがおすすめ。水溶性食物繊維のイヌリンは、血糖値の上昇を抑える働きがあり、糖尿病の予防によいとされています。

植物図鑑 / Encyclopedia of Plants

# Saffron
サフラン

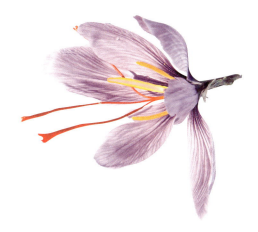

DATA

【学名】　　*Crocus sativus*

【科名】　　アヤメ科

【産地】　　アジア、ヨーロッパ

【注目の成分】

カロテノイド

【期待される効果】

月経トラブル緩和　血行促進

---------- HOW TO USE ----------
取り入れ方

 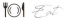

パエリアやパン、スープなどに。サフランを漬けた水でお米を炊けばサフランライスに。

ハーブティーとして。

「サフランエキス」として配合された化粧品も。エイジングケア効果が期待できます。

皮膚刺激があるため、精油は芳香浴のみでの使用がおすすめ。

### *Episode of Plants*
### 色と香りで魅了する最も高価なハーブのひとつ

3本の赤いヒモ状の雌しべの先端部を料理やハーブティーに利用。希少価値があり高価なハーブのひとつです。サフランの色はカロテノイドの一種で黄色い色素成分であるクロシンによるもので、血行促進作用があるため冷え性や、月経痛の緩和に利用されます。

植物図鑑 / Encyclopedia of Plants

# Ginger
しょうが

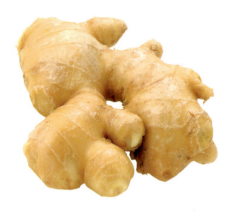

### DATA

| | |
|---|---|
| 【学名】 | *Zingiber officinale* |
| 【別名】 | 生姜、乾姜 |
| 【科名】 | ショウガ科 |
| 【産地】 | 熱帯アジア |

【注目の成分】
精油成分

【期待される効果】
芳香性健胃　血行促進

---

## HOW TO USE
取り入れ方

 *Eat*

根茎をすりおろして薬味にするほか、カレーやスープに入れても。

 *Drink*

乾燥させた根茎をハーブティーに。スライスして茶葉とともに煮出せばジンジャーティーに。また、すりおろして紅茶やジンジャーエールに入れても。

 *Skincare*

「ショウガエキス」として多くの化粧品に配合。皮膚活性作用が期待できます。

 *Aroma*

精油はさわやかでみずみずしい香り。冷えが気になるときはアロマバスにしても。

---

*Episode of Plants*

### 食材や生薬として世界的に人気のスパイス

精油成分は、胃腸を整えたり、咳止め、神経痛や月経痛の緩和作用があるとされています。また、血行促進や身体を温める作用も。辛み成分は、ショウガを加熱した際に生成されます。

植物図鑑 / Encyclopedia of Plants

# Horsetail
### すぎな

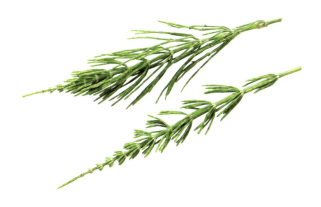

**DATA**

【学名】　　　*Equisetum arvense*
【別名】　　　ホーステール
【科名】　　　トクサ科
【産地】　　　北半球の暖帯以北
【注目の成分】
- サポニン
- フラボノイド
- ケイ素化合物

【期待される効果】
- 利尿
- 収れん（肌）

---

## HOW TO USE
### 取り入れ方

**Eat**
おひたしや天ぷらなどに。また、乾燥粉末をふりかけやお菓子に。

**Drink**
ハーブティーとして。

**Skincare**
「スギナエキス」として多くの化粧品に配合。保湿や引き締め効果が期待できます。

---

*Episode of Plants*

### 日本でも古来より使われる、身近な薬草

サポニンの一種エキセトニン、アルカロイドの一種エキセチン、髪や爪、骨などを健康に保つケイ素が豊富に含まれています。また、利尿作用があることから、民間薬としても用いられています。スギナの地下茎から太くのびる胞子茎がツクシで、春の山菜として親しまれています。

109

植物図鑑 / Encyclopedia of Plants

# Common sage
### セージ

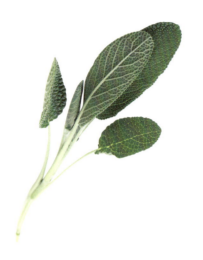

### DATA

| 【学名】 | *Salvia officinalis* |
| --- | --- |
| 【別名】 | ヤクヨウサルビア |
| 【科名】 | シソ科 |
| 【産地】 | 地中海沿岸地方 |

【注目の成分】
精油成分　タンニン　フラボノイド

【期待される効果】
抗菌・カビ・ウイルス　制汗　抗酸化　消炎（肌）

---

## HOW TO USE
### 取り入れ方

**Eat**
オリーブ油とともに肉や魚にもみ込み、数十分おいてから焼けば風味づけに。

**Drink**
ちぎってお湯を注ぎハーブティーに。抗菌作用があるのでうがい薬にも。

**Skincare**
「セージ葉エキス」として化粧品や制汗剤、口腔ケア製品に配合。消炎作用や殺菌作用、抗酸化作用が期待できます。

**Aroma**
精油は芳香浴のみでの使用がおすすめ。フレッシュなハーブ調の香り。

---

*Episode of Plants*

### 強い芳香と苦みを持つ、薬効にすぐれたハーブ

古代ローマ時代から薬用植物として使われ、葉を乾燥させたものは、のどの炎症や胃腸炎の薬となっていました。ビタミンB₁、B₂、ナイアシン、リン、カルシウム、カリウムなどを含み、抗酸化作用で知られています。現在では、香辛料として多く使われます。

# Thyme
### タイム

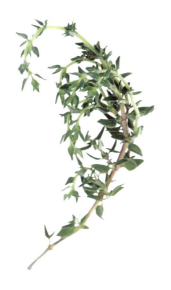

### DATA

【学名】　　*Thymus vulgaris*
【別名】　　タチジャコウソウ
【科名】　　シソ科
【産地】　　地中海沿岸地方
【注目の成分】
　サポニン　　精油成分
　タンニン　　フラボノイド
【期待される効果】
　咳止め　　抗酸化
　消炎（肌）

---

## HOW TO USE
### 取り入れ方

 *Eat*

肉料理、魚介料理、スープ、ブーケガルニに。トマトベース、オイルベースの料理に合います。

🍵 *Drink*

ハーブティーとして。

 *Skincare*

「タチジャコウソウ花／葉エキス」「タチジャコウソウエキス」として化粧品に配合。消炎効果が期待できます。

♨ *Aroma*

皮膚刺激があるため、精油は芳香浴のみでの使用がおすすめ。辛みのあるハーブの香り。

---

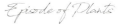

### 高い抗菌作用・消炎作用を誇る香り高いハーブ

精油成分のチモールには消炎、殺菌、防腐などの作用があるため、ヨーロッパでは古くから肉の保存にタイムが使われていました。ビタミン$B_1$、$B_2$、ナイアシン、カリウム、カルシウム、リンなどビタミン、ミネラルが豊富に含まれ、ハーブティーは消化促進の効用があるとされています。

植物図鑑 / Encyclopedia of Plants

# Tea
チャ

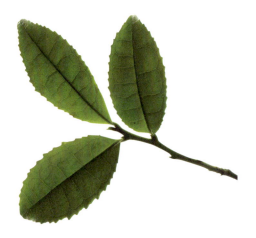

### DATA

【学名】　　*Camellia sinensis*
【別名】　　チャノキ
【科名】　　ツバキ科
【産地】　　東アジアからインド

【注目の成分】
テアニン　カフェイン
カテキン　タンニン
フラボノイド

【期待される効果】
利尿作用　収れん（肌）
抗酸化

---

## HOW TO USE
取り入れ方

 *Eat*

ミルで細かくした茶葉をふりかけやチャーハンなどに。クッキーやシフォンケーキなどのスイーツにも。

🍵 *Drink*

緑茶、紅茶、烏龍茶などとして。

 *Skincare*

「チャ葉エキス」として多くの化粧品に配合。引き締め作用や抗酸化作用が期待できます。

---

*Episode of Plants*

### 世界各地で親しまれてきた健康飲料

若葉や若芽を摘んで蒸し、もんで乾燥させると緑茶に。紅茶や中国茶も同じチャの葉から作りますが、発酵させることで風味も栄養にも違いが出ます。血圧や血糖値の上昇を抑制する働きがあるといわれるポリフェノールの一種、カテキンが豊富に含まれます。

植物図鑑 / Encyclopedia of Plants

# Ginseng
## 朝鮮人参

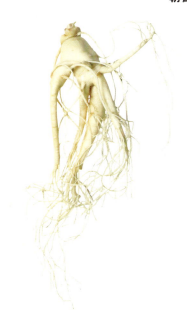

### DATA

【学名】　　*Panax ginseng*
【別名】　　オタネニンジン
【科名】　　ウコギ科
【産地】　　中国東北部、朝鮮半島
【注目の成分】
　サポニン
【期待される効果】
　活力アップ　　アダプトゲン

---

### HOW TO USE
取り入れ方

**Eat**
サムゲタン
参鶏湯などに。独特の香りがあります。

**Drink**
煮出したものを1日1〜3回飲んだり、お酒に漬け込んでも。

**Skincare**
「オタネニンジン根エキス」の名称で化粧品に配合。細胞の活性化やコラーゲン産生促進が期待できます。

---

### Episode of Plants
### 若々しく活力あふれる毎日のための生薬

漢方薬で知られる朝鮮人参は、野菜のニンジンとは、まったく別の種類です。サポニンの一種であるジンセノシド類を含み、抗酸化や疲労回復、滋養強壮が期待できる生薬として、古くから用いられてきました。人参湯、十全大補湯、補中益気湯など多くの漢方薬に配合されています。

植物図鑑 / Encyclopedia of Plants

# Evening primrose
## 月見草

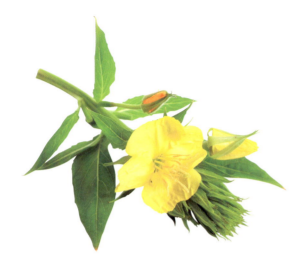

**DATA**

- 【学名】　　*Oenothera biennis*
- 【別名】　　メマツヨイグサ、イブニングプリムローズ
- 【科名】　　アカバナ科
- 【産地】　　チリ、北米
- 【注目の成分】
  - γ-リノレン酸
- 【期待される効果】
  - 喉のケア（根）
  - 骨を強くする（種子油）
  - 抗酸化

---

## HOW TO USE
### 取り入れ方

**Eat**
新芽をゆでてあえ物やサラダとして。また、食用の種子油をサラダのドレッシングとして。

**Drink**
ハーブティーとして。アクが強いので、ほかのハーブとブレンドするのがおすすめ。

**Skincare**
「メマツヨイグサ種子エキス」として化粧品に配合。抗酸化や肌荒れ改善が期待できます。種子油は、アロマトリートメントのキャリアオイルとしても。

---

### *Episode of Plants*
### 女性にやさしい北米生まれのハーブ

夕方からジャスミンのような香りの黄色い花を咲かせて、朝にはしぼむことから月見草と名づけられたといわれています。種子から抽出した月見草油にはγ-リノレン酸が豊富に含まれ、月経前症候群や更年期障害など女性のトラブルケアに利用されてきました。葉や根は咳止めのシロップとしても用いられています。

植物図鑑 / Encyclopedia of Plants

# Nutmeg
### ナツメグ

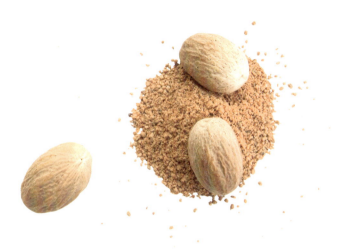

**DATA**

【学名】 *Myristica fragrans*
【別名】 ニクズク
【科名】 ニクズク科
【産地】 モルッカ諸島
【注目の成分】
　精油成分
【期待される効果】
　芳香性健胃

---

HOW TO USE
取り入れ方

**Eat**
ハンバーグなどの肉料理のくさみ消しに。クッキーなどの焼き菓子にも。

**Drink**
ハーブティーとして。

**Aroma**
精油は芳香浴のみで使用を。スパイシーで甘い香り。

*Episode of Plants*

### 古くから欧米で珍重されてきたスパイス

ナツメグの名前は Nut（豆）と Meg（ムスク）で、ムスクのような香りを持つ豆という意味。スパイスとしてホールやパウダーで市販されており、ハンバーグやロールキャベツといったひき肉料理、シチューやグラタンなどの乳製品料理に合います。

植物図鑑 / Encyclopedia of Plants

# Pepper mint
ペパーミント

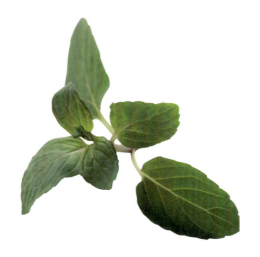

DATA

| | |
|---|---|
| 【学名】 | *Mentha × piperita* |
| 【別名】 | セイヨウハッカ |
| 【科名】 | シソ科 |
| 【産地】 | アジア、北アメリカ、ヨーロッパなど |

【注目の成分】
精油成分

【期待される効果】
芳香性健胃

---------- HOW TO USE ----------
取り入れ方

  *Eat*

お菓子の飾りやタイ料理・ベトナム料理の香りづけに。

 *Drink*

ハーブティーはもちろん、ラム、ジン、ワインなどをベースにしたアルコールによく合うのでカクテルにも。

 *Skincare*

「セイヨウハッカ葉エキス」として化粧品に配合。清涼感ある感触が楽しめます。

 *Aroma*

精油は芳香浴やフレグランスに。スーッとする刺激的な香り。

### *Episode of Plants*
### 世界中で、さまざまな食品や香料として活用

学名の「piperita」に「コショウのような」という意味を持つシソ科のハーブで、ヨーロッパでは古くから薬用として栽培されてきました。ペパーミントはウォーターミントとスペアミントとの自然交雑種で、清涼感が強く、ミントティーや焼き菓子、チョコレート菓子などに使われます。

植物図鑑 / Encyclopedia of Plants

# Holy basil
ホーリーバジル

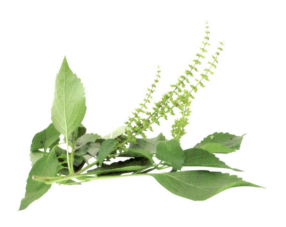

### DATA
【学名】　　*Ocimum tenuiflorum*
【別名】　　カミメボウキ、トゥルシー
【科名】　　シソ科
【産地】　　インド、東南アジア
【注目の成分】
　ロスマリン酸　　ウルソール酸
【期待される効果】
　芳香性健胃　　アダプトゲン

---

## HOW TO USE
取り入れ方

 *Eat*
ガパオライスなどタイ料理に。

 *Drink*
レモングラスなどと一緒にハーブティーとして。

 *Skincare*
「カミメボウキエキス」としてスキンケア製品などに配合。コンディショニング効果が期待できます。

*Aroma*
精油は芳香浴のみで使用を。ハーブ調のやさしい香り。

---

*Episode of Plants*

### 聖なる薬草と称される薬効高いハーブ

タイバジルとも呼ばれ、インドの伝統医学アーユルヴェーダでは「不老不死の霊薬」として聖なる薬草とされるハーブ。葉はややかためで、甘くてスパイシーな香りと苦み、アクがあり、タイ料理には欠かせません。ストレスへの抵抗性を高める作用があるとされています。

植物図鑑 / Encyclopedia of Plants

# Yuzu
## 柚子

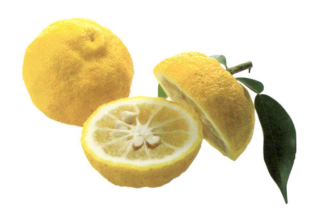

**DATA**

| | |
|---|---|
| 【学名】 | *Citrus junos* |
| 【別名】 | ユノス |
| 【科名】 | ミカン科 |
| 【産地】 | 中国、日本 |

【注目の成分】
精油成分　フラボノイド
クエン酸

【期待される効果】
血行促進　芳香性健胃
収れん(肌)

---

### HOW TO USE
取り入れ方

  *Eat*

大根、白菜、かぶなどの漬け物の香りづけや、ドレッシングに。また、ジャムにしてさまざまなお菓子に応用しても。

 *Drink*

皮をお茶にしたり、果汁をしぼってカクテルに。また、スライスしてはちみつに漬け込み、そのまま食べたり、炭酸などで割ってドリンクにしても。

 *Skincare*

「ユズ果実エキス」の名称で多くの化粧品に配合。キメの整った肌に。

 *Aroma*

精油を芳香浴に。ほのかに苦みのあるフルーティーな香り。

---

*Episode of Plants*

### 古来より日本人の生活に深く関わる植物

糖分が少なく酸味が強い香酸柑橘類の一種。ビタミンC、カリウム、アスパラギン酸、グルタミン酸が含まれ、抗酸化や疲労回復効果があるといわれています。さわやかな香りを料理に活かすことで、薄味で減塩にする効果も期待できます。

植物図鑑 / Encyclopedia of Plants

# Yomogi
### よもぎ

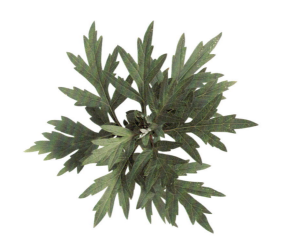

## DATA

【学名】 *Artemisia princeps*
【別名】 モチグサ
【科名】 キク科
【産地】 日本
【注目の成分】 ビタミン / タンニン
【期待される効果】 収れん(肌) / 鎮痛

---

## HOW TO USE
### 取り入れ方

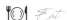 *Eat*

天ぷらやおひたし、スープなどに。草餅や団子などのお菓子にも。

 *Drink*

煎じた葉をよもぎ茶として。

 *Skincare*

「ヨモギ葉エキス」の名称で化粧品に配合。ニキビ防止に。

 *Aroma*

葉から抽出した精油を芳香浴に。青っぽい草の香り。

---

*Episode of Plants*

### 日本の伝統料理にも使われるなじみ深い薬草

漢方薬やお灸のモグサとしても昔から使われてきた植物。食物繊維、鉄分、ビタミン、ミネラル、クロロフィルが豊富に含まれています。貧血予防によいといわれているほか、食物繊維による便秘予防も期待できます。

植物図鑑 / Encyclopedia of Plants

# Lemon verbena
### レモンバーベナ

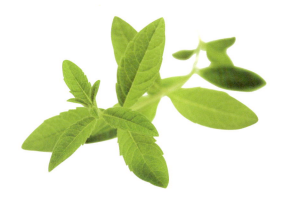

## DATA

| | |
|---|---|
| 【学名】 | *Aloysia citriodora* |
| 【別名】 | コウスイボク、ボウシュウボク、ベルベーヌ |
| 【科名】 | クマツヅラ科 |
| 【産地】 | 南米 |

【注目の成分】
精油成分　タンニン

【期待される効果】
健胃

---

## HOW TO USE
### 取り入れ方

**Eat**
葉を鶏肉や魚料理の香りづけに。ドレッシングにまぜたり、野菜のマリネにも。

**Drink**
葉をハーブティーとして。ミントなどほかのハーブとブレンドすると、香りに深みが出ます。

**Skincare**
「ボウシュウボク葉エキス」として化粧品に配合。収れん作用が期待できます。

**Aroma**
精油は皮膚刺激があるので芳香浴のみでの使用がおすすめ。レモンに似たさわやかな香り。

---

### *Episode of Plants*
### 心を落ち着かせるハーブとしてヨーロッパで人気

葉に強い香りがあり、和名ではコウスイボクと呼ばれます。精油のほか、香料としてフレグランスの原料にも使われます。ハーブティーは心を落ち着かせる鎮静作用があるとされ、フランスではリラックスタイムに飲むお茶として親しまれています。

植物図鑑 / Encyclopedia of Plants

# Rose hip
ローズヒップ

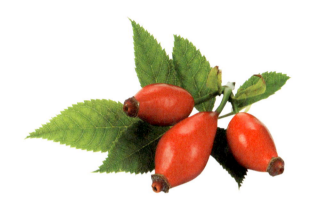

## DATA

【学名】　　*Rosa canina*
【別名】　　イヌバラ
【科名】　　バラ科
【産地】　　北アフリカ、西アジア、
　　　　　　ヨーロッパ

【注目の成分】
カロテノイド　ビタミンC
フラボノイド　ミネラル

【期待される効果】
抗酸化　美白（肌）

---

### HOW TO USE
取り入れ方

**Eat**
砂糖と一緒に加熱してジャムにしたり、パイなどお菓子の材料にも。

**Drink**
ワインやハーブティーに。

**Skincare**
「カニナバラ果実油」として多くの化粧品に配合。美白や抗酸化作用が期待できます。

---

*Episode of Plants*

### 美容に最適な女性に人気のハーブ

果実にはビタミンC含有量がレモンの20〜40倍もあるとされ、ビタミンA、E、B群も豊富なので「ビタミンの爆弾」と呼ばれることも。ミネラルも豊富なため、抗酸化作用や免疫力アップ、便秘予防などさまざまな目的で広く活用されています。果実のビタミンCは熱で壊れやすいため、ハーブティーやジャムにする場合は要注意。

121

Practice

―

## 模擬テスト

問1 発汗利尿作用があるため風邪の初期症状に用いられ、別名セイヨウニワトコと呼ばれる写真の植物名を1つ選びなさい。

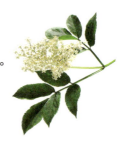

A. エルダーフラワー　　B. 月桃
C. ウコン　　　　　　　D. ホーリーバジル

問2 葉の中心部分にあるゲルが痛みや火傷に有用であると示唆されている、写真の植物から得られる植物エキスを1つ選びなさい。

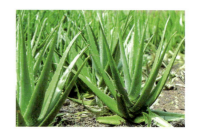

A. アロエベラ　　B. カレンデュラ
C. ハマメリス　　D. ハトムギ

問3〜5 以下の文章を読んで問題に答えなさい。

みおさんは、スーパーに食材を買いにきました。おいしく、栄養価が高く、値段も手ごろなものが多いので、旬の食材（問3〜4）を使った料理を作りたいと思っています。また、エイジングケアに効果があるといわれている、野菜や果物などに含まれるフィトケミカル（問5）も気になっています。

問3 リコピンが含まれており、利尿作用を持つ夏が旬の食材を1つ選びなさい。

A. いちご　　B. すいか　　C. ぶどう　　D. りんご

問4 身体を温める根菜類で、冬が旬の食材を1つ選びなさい

A. たけのこ　　B. ゴーヤ　　C. なす　　D. 大根

問5 フィトケミカルとそれが含まれる食材の組み合わせとして正しいものを1つ選びなさい。

A. リコピン-トマト　　　　B. アントシアニン-豆乳
C. カテキン-ごま　　　　　D. イソフラボン-ブルーベリー

| 問6 | 約28日間が理想的なサイクルといわれる、肌を構成する表皮の新陳代謝を意味する言葉を1つ選びなさい。

A．バリア機能　　B．ホリスティック　　C．アレルギー　　D．ターンオーバー

| 問7〜8 | 以下の文章を読んで問題に答えなさい。

きょうこさんは、化粧水を買うため、仕事帰りにナチュラルコスメのお店に立ち寄りました。最近肌荒れが気になっているので、ポリフェノールの一種であるロスマリン酸を多く含むローズマリーエキス（問7）と、皮脂バランスの調整の働きがあるといわれるニオイテンジクアオイ油（問8）の入ったものを買いました。自然な香りが心地よく、とても気に入っています。

| 問7 | ローズマリーエキスの得られる、マンネンロウとも呼ばれる植物の写真を1つ選びなさい。

A　　　　　　　B　　　　　　　C　　　　　　　D

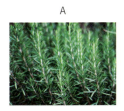 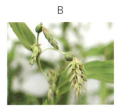 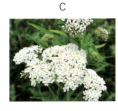 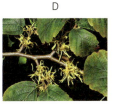

| 問8 | ニオイテンジクアオイ油の名称で化粧品に配合される精油名を1つ選びなさい。

A．ゼラニウム　　B．ティートリー　　C．フランキンセンス　　D．ラベンダー

| 問9 | 下の文章の（　　）にあてはまる女性ホルモンの名称を1つ選びなさい。

女性の月経が始まってから排卵までは（　　）の分泌が多く、
「卵胞期」と呼ばれる。

A．オキシトシン　　B．エストロゲン　　C．インスリン　　D．メラトニン

| 問10 | うるおいはあるが環境で変化しやすい、皮脂が少なめで水分が多い肌タイプを1つ選びなさい。

A．脂性肌　　B．普通肌　　C．乾燥肌　　D．混合肌

問11 マシュマロの原料であった写真の植物から
得られる植物エキスを1つ選びなさい。

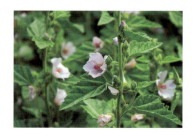

　　A．セントジョーンズワート
　　B．アルテア
　　C．ハマメリス
　　D．ハトムギ

問12 スパイスとしてハンバーグなどのひき肉料理に使われる、
別名ニクズクと呼ばれる植物名を1つ選びなさい。

　　A．ごぼう　　　　B．柚子　　　　C．チャ　　　　D．ナツメグ

問13〜14 以下の文章を読んで問題に答えなさい。

りなさんは、忙しい日が続き、体調をくずしがちなので、質のよい睡眠（問13）をとりたいと思っています。最近は、朝起きたらカーテンを開けて光を浴び、寝る前にはハーブティーを飲むことにしています。また、夜は、シャワーだけでなくお風呂にゆっくりとつかり、身体を温める（問14）ことで、自然に眠気がおとずれるようになってきました。

問13 睡眠について、自然な眠りを誘う働きのある、
睡眠ホルモンと呼ばれるホルモンを1つ選びなさい。

　　A．エストロゲン　　B．オキシトシン　　C．プロゲステロン　　D．メラトニン

問14 身体を温めることによって起こる身体の状態として、あてはまらないものを1つ選びなさい。

　　A．解毒作用が向上する　　B．免疫力が上がる
　　C．血流が悪くなる　　　　D．基礎代謝量が高まる

問15 抗酸化作用の高い成分を豊富に含み、
ゴジベリーとも呼ばれる写真の植物名を1つ選びなさい。

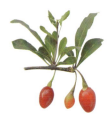

　　A．サフラン　　　B．しょうが
　　C．クコ　　　　　D．タイム

問16 髪にやさしい生活習慣としてあてはまらないものを1つ選びなさい。

A．頭皮の血行をよくするため、適度な運動をする。
B．ホルモンバランスを整え、健康な髪へつながるよう、十分な睡眠をとる。
C．血管を収縮させ、頭皮の血行を悪くする喫煙を控える。
D．髪にうるおいを与えるため、洗髪後に髪がぬれた状態で眠りにつく。


問17 普段、無意識に行っており、大呼吸とも呼ばれ、
胸に空気を送り込む浅い呼吸法を1つ選びなさい。

A．胸式呼吸 　　　B．細胞呼吸 　　　C．皮膚呼吸 　　　D．腹式呼吸


問18 WHOによる健康の定義について、（　　　）にあてはまる言葉を1つ選びなさい。

「健康とは、病気でないとか、弱っていないということではなく、肉体的にも、精神的にも、
そして（　　　）にも、すべてが満たされた状態にあることをいいます」

A．記録的 　　　B．社会的 　　　C．排他的 　　　D．政治的


問19〜20 以下の文章を読んで問題に答えなさい。

みかさんは、出勤前に朝食をとるため、カフェにやってきました。最近、目の疲れが気になるので、
目の機能向上に効果があるといわれる成分を含むアサイー（問19）をトッピングしたグラノーラを
選びました。また、ドリンクは、ビタミンが豊富でピンク色がきれいなローズヒップ（問20）のハー
ブティーにしました。おいしい朝食のおかげで、今日も一日がんばれそうです。


問19 アサイーの注目の成分を1つ選びなさい。

A．アントシアニン 　　　B．クルクミン 　　　C．イソフラボン 　　　D．カロテノイド


問20 ローズヒップの科名を1つ選びなさい。

A．マメ科 　　　B．クマツヅラ科 　　　C．シソ科 　　　D．バラ科

問21 抗酸化作用を持つフラボノイドを含む、写真の植物から
得られる植物エキスを1つ選びなさい。

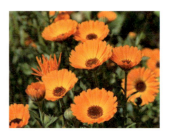

　　A．ヤロウ
　　B．ハトムギ
　　C．ハマメリス
　　D．カレンデュラ

問22 肝臓の機能を改善させる働きがあるとされるクルクミンを含み、
別名でターメリックと呼ばれる植物名を1つ選びなさい。

　　A．アサイー　　　　B．ウコン　　　　C．クローブ　　　　D．サフラン

問23 代謝や体温の調整などの働きを担う自律神経系のうち、
副交感神経について正しいものを1つ選びなさい。

　　A．身体が活発に活動するときに優位に働く。
　　B．リラックスした状態のときに優位に働く。
　　C．優位に働くと心拍数が増えてドキドキする。
　　D．興奮しているときに優位に働く。

問24 お灸のモグサとしても使われる、別名でモチグサと呼ばれる
キク科の植物名を1つ選びなさい。

　　A．セージ　　　　B．よもぎ　　　　C．レモンバーベナ　　　　D．ごぼう

問25 漢方薬で知られ、古くから滋養強壮が期待できる生薬として
用いられてきた写真の植物名を1つ選びなさい。

　　A．朝鮮人参　　B．しょうが　　C．すぎな　　D．ペパーミント

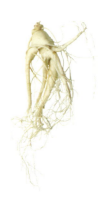

問26　五感の中で、光の方向や物の色・動きなどを認知する感覚を1つ選びなさい。

　　A．視覚　　　　　B．嗅覚　　　　　C．味覚　　　　　D．聴覚


問27〜28　以下の文章を読んで問題に答えなさい。

　かおりさんは、最近仕事が忙しく、職場での人間関係によるストレス（問27）を感じています。そのせいか、ときどき軽いめまいや頭痛があり、気分も晴れません。友人から、自律神経やホルモン（問28）のバランスがくずれているのでは？と言われたので、食事や睡眠などの生活習慣を見直してみようと考えています。また、友人からすすめられた、アロマテラピーの芳香浴も試してみたいと思っています。


問27　かおりさんの感じている、仕事関係や人間関係などによるストレスとして
　　　あてはまるものを1つ選びなさい。

　　A．社会的ストレス　　B．内的ストレス　　C．心理的ストレス　　D．外的ストレス


問28　内臓の機能や身体の調子を整える働きを持つホルモンのうち、
　　　女性ホルモンについて正しいものを1つ選びなさい。

　　A．分泌が低下しても、女性の身体と心にまったく影響はない。
　　B．肌のうるおいを保ち、髪をツヤツヤにする働きはない。
　　C．月経、妊娠、出産などに関わり、子宮内の環境を整える。
　　D．分泌のピークは60代である。


問29　香料としてフレグランスの原料などに使われ、別名ベルベーヌと呼ばれる
　　　レモンバーベナの科名を1つ選びなさい。

　　A．ミカン科　　　　B．キク科　　　　C．マメ科　　　　D．クマツヅラ科


問30　食物繊維が豊富で整腸作用が期待できる
　　　写真の植物名を1つ選びなさい。

　　A．ごぼう　　　B．すぎな　　　C．チャ　　　D．ナツメグ

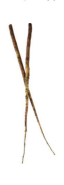

問31 抗炎症作用があるとされるグリチルリチン酸を含み、
別名でリコリスと呼ばれる植物名を1つ選びなさい。

A．クコ　　　　　B．甘草　　　　　C．ナツメグ　　　　　D．朝鮮人参

問32 血圧や血糖値の上昇を抑制する働きがあるといわれる、
チャの注目の成分を1つ選びなさい。

A．ロスマリン酸　　B．カテキン　　C．アントシアニン　　D．クエン酸

問33 ニキビなどの炎症をやわらげる働きで知られる
ウィッチヘーゼルエキスとも呼ばれる植物エキスを1つ選びなさい。

A．アルテア　　　B．アロエベラ　　C．ヤロウ　　D．ハマメリス

問34 肌のうるおいをサポートするアミノ酸を含む、「ヨクイニンエキス」の名称で化粧品に
配合される植物エキスを1つ選びなさい。

A．アルテア　　　B．ヤロウ　　　C．ローズマリー　　　D．ハトムギ

問35 沖縄料理に使われ、精油はさわやかなハーブ調の香りである
写真の植物名を1つ選びなさい。

A．ホーリーバジル　　　C．月見草
B．温州みかん　　　　　D．月桃

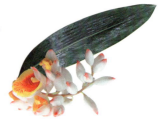

問36 ネロリの芳香蒸留水が化粧品に配合される際の名称を1つ選びなさい。

A．ダマスクバラ花水　　　　　C．カミツレ水
B．センチフォリアバラ花水　　D．ビターオレンジ花水

**問37**　フランキンセンス精油が化粧品に配合される際の名称を1つ選びなさい。

A．ニオイテンジクアオイ油　　　　C．ニュウコウジュ油
B．ティーツリー葉油　　　　　　　D．ラベンダー油


**問38**　西洋では昔から芳香剤「ボマンダー」の材料として使われてきた
クローブの別名を1つ選びなさい。

A．チョウジノキ　　　B．生姜　　　C．タチジャコウソウ　　　D．セイヨウハッカ


**問39〜40**　以下の文章を読んで問題に答えなさい。


　ひとみさんは、友人と旅行に来ています。宿泊先のホテルでは、アロマトリートメントを受けることにしました。セラピストの方に、月経前のイライラに悩んでいることを話し、女性のトラブルケアによく利用される月見草（問39）のオイルを使ってもらいました。また、大浴場のパウダールームには、柚子（問40）のエキスが入った化粧水がおいてありました。柚子のエキスは収れん効果が期待できるので、キメの整った肌になれそうです。


**問39**　月見草の別名を1つ選びなさい。

A．コウスイボク　　　B．イヌバラ　　　C．イブニングプリムローズ　　　D．ヤクヨウサルビア


**問40**　柚子の科名を1つ選びなさい。

A．ミカン科　　　　　B．キク科　　　　　C．マメ科　　　　　D．クマツヅラ科

# ＜解答一覧＞

| 問1 | A | テキストp.101参照。 |
|---|---|---|
| 問2 | A | テキストp.72参照。 |
| 問3 | B | テキストp.28、p.34参照。 |
| 問4 | D | テキストp.29、p.31参照。 |
| 問5 | A | アントシアニンはブルーベリー、カテキンは緑茶、イソフラボンは豆乳などにそれぞれ含まれる。　テキストp.34参照。 |
| 問6 | D | テキストp.65参照。 |
| 問7 | A | Bはハトムギ、Cはヤロウ、Dはハマメリス。テキストp.72〜73参照。 |
| 問8 | A | テキストp.74参照。 |
| 問9 | B | メラトニンは睡眠に関わるホルモンである。テキストp.19参照。 |
| 問10 | B | テキストp.67参照。 |
| 問11 | B | テキストp.72参照。 |
| 問12 | D | テキストp.115参照。 |
| 問13 | D | エストロゲンとプロゲステロンは女性ホルモンである。テキストp.45参照。 |
| 問14 | C | テキストp.31参照。 |
| 問15 | C | テキストp.103参照。 |
| 問16 | D | 髪がぬれた状態での枕との摩擦は、ダメージヘアの原因になる。テキストp.78、p.81参照。 |
| 問17 | A | テキストp.88〜89参照。 |
| 問18 | B | テキストp.11参照。 |
| 問19 | A | テキストp.98参照。 |
| 問20 | D | テキストp.121参照。 |
| 問21 | D | テキストp.73参照。 |

| 問22 | B | テキストp.99参照。 |
|---|---|---|
| 問23 | B | 身体が活発に活動するときに優位に働くのは、交感神経である。テキストp.18参照。 |
| 問24 | B | テキストp.119参照。 |
| 問25 | A | テキストp.113参照。 |
| 問26 | A | テキストp.92参照。 |
| 問27 | A | テキストp.16参照。 |
| 問28 | C | 女性ホルモンの分泌のピークは30歳前後といわれる。テキストp.19~20参照。 |
| 問29 | D | テキストp.120参照。 |
| 問30 | A | テキストp.106参照。 |
| 問31 | B | テキストp.102参照。 |
| 問32 | B | テキストp.112参照。 |
| 問33 | D | テキストp.73参照。 |
| 問34 | D | テキストp.73参照。 |
| 問35 | D | テキストp.105参照。 |
| 問36 | D | ダマスクバラ花水とセンチフォリアバラ花水はローズの芳香蒸留水、カミツレ水はジャーマンカモミールの芳香蒸留水が化粧品に配合される際の名称である。テキストp.74参照。 |
| 問37 | C | テキストp.74参照。 |
| 問38 | A | タチジャコウソウはタイム、セイヨウハッカはペパーミントの別名である。テキストp.104参照。 |
| 問39 | C | コウスイボクはレモンバーベナ、イヌバラはローズヒップ、ヤクヨウサルビアはセージの別名である。テキストp.114参照。 |
| 問40 | A | テキストp.118参照。 |

# REFERENCES

---

# 資料編

ナチュラルビューティスタイリスト検定の試験概要、
AEAJ の資格制度などについて紹介します。

# ナチュラルビューティスタイリスト検定
# 試験概要

※ 2022年7月現在の情報です。
最新情報は必ず受験要項またはAEAJ公式サイトにてご確認ください。

## ◆ 試験の概要

| 実施日 | 随時 |
|---|---|
| 受験料 | 4,070円（税込） |
| 受験資格 | どなたでも受験可能 |
| 試験方式 | インターネット試験方式 |
| 出題範囲 | ナチュラルビューティスタイリスト検定 公式テキストより出題 |
| 出題数 | 40問 |
| 試験時間 | 50分 |
| 合格基準 | 80% |
| 合否結果 | 試験終了後、画面に表示 |

公式サイトはこちらから

### 団体受験のご案内

学校、企業など、団体（10名以上）での受験の場合に、受験料をまとめて入金できる団体受験申し込みを受け付けています。入金後は各自のパソコン、タブレット、スマートフォンで受験可能です。ご希望の方は下記問い合わせ先までご連絡ください。

―― お問い合わせ ――
（公社）日本アロマ環境協会　事務局
E-mail：beauty@aromakankyo.or.jp

## ◆ インターネット試験の方法

**STEP 1　受験申し込み**

①マイページ登録
②受験申し込み
③支払い手続き
約5分

**STEP 2　学習**

計画的に勉強しましょう。
公式テキストは
大型書店もしくは
AEAJ公式サイトから
最長60日間

**STEP 3　受験開始**

・インターネット試験
・出題数40問
・試験時間50分
50分

**STEP 4　合格判定**

試験終了後、すぐに画面に
合否が表示されます
合格の場合には
認定証がダウンロード
できます

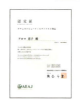

# 合格者の声

### 梅澤 友里香さん
ヨガインストラクター

ヨガを通じて日々実感することですが、心とからだは面白いくらいつながっています。例えば、心が嫌だと感じると背中が丸まり、胸が窮屈になって呼吸が浅くなる。その結果、心だけでなくからだまで苦しくなってしまいます。不調の根本的な原因に気づくことにも意味はあると思いますが、大切なのは最終的に心身ともに健やかな状態に導くこと。心でもからだでも、出来る方から整えていけば良いと思います。
レッスンでは、アロマや専用の楽器などを用いて、五感を研ぎ澄ませるサポートをしています。知らず知らずのうちに呼吸が浅くなっている人には、アロマは大きな味方になります。からだの声を聴きながら、植物のチカラを取り入れる日々の習慣で、健やかな心とからだが維持できると素敵ですよね。

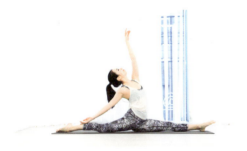

### 千葉 清加さん
ヴァイオリニスト

いつも自分の中のベストの状態で演奏会に臨みたいので、ナチュラルなアイテムを選ぶことで、心身ともに心地よい状態を保てるように心掛けています。心身のバランスが崩れそうになったときは、植物のチカラが私を本来の心地よい状態に戻してくれます。
演奏会では交感神経が圧倒的に優位になるので、以前は興奮状態で朝方まで眠れないこともあったのですが、ハーブティーや精油、ヨガの瞑想によって、最近はすんなりと眠りにつけるようになりました。
ナチュラルビューティスタイリスト検定を受けようと思ったのは、今まで独学で学んできたこと、自分が助けられてきたことに、改めて着目してみようと思ったのがきっかけ。植物のチカラを生活に取り入れて、より心地よく、生き生きと健やかに毎日を過ごす人が増えたらいいですよね。

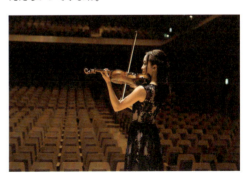

# AEAJの資格制度

AEAJは、アロマテラピーの正しい知識の普及啓発や、専門的な人材育成のため、各種資格制度認定を行っています。AEAJの資格を取得した方々は、その専門知識や技能を活かし、さまざまな分野で活躍しています。

**AEAJが認定する資格の全体像**

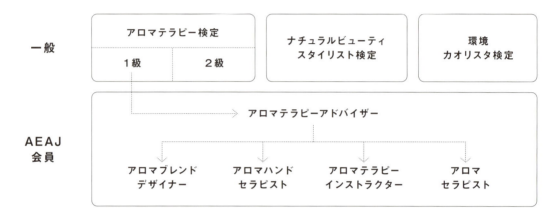

◆ どなたでも受験できる資格

### アロマテラピー検定（1級・2級）

アロマテラピーを家族や周囲の人とともに楽しみ、健康維持のために用いる知識を問う検定試験です。

**こんな人におすすめ**
・自分や家族などの健康維持にアロマテラピーを活用したい
・アロマテラピーを体系的に学びたい
・さらに専門的な資格取得を目ざしたい
・今の仕事の幅を広げたい

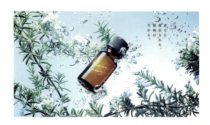

### 環境カオリスタ検定

植物とその香りの恩恵について学び、身近にできるエコアクションを実践するための検定試験です。

**こんな人におすすめ**
・植物の恵みや環境問題について学びたい
・毎日の生活に植物の香りを取り入れたい
・環境にやさしいライフスタイルを実践したい

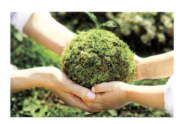

## ◆AEAJ会員対象のプロフェッショナルな資格

### アロマテラピーアドバイザー

アロマテラピーの基本知識を正しく社会に伝えることができる能力を認定する資格です。

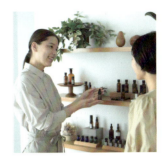

**こんな人におすすめ**
・アロマショップで販売に携わりたい
・職場の環境改善や健康管理の一助にアロマテラピーを導入したい
・一般の方に安全なアロマテラピーをアドバイスしたい
・友人とアロマのワークショップを楽しみたい

### アロマブレンドデザイナー

精油を組み合わせてブレンドすることで、さまざまなシーンや目的に合ったオリジナルの香りを創作することができる能力を認定する資格です。

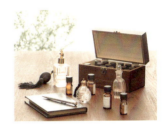

**こんな人におすすめ**
・オリジナルの香りによる空間芳香や、フレグランス作りを楽しめるようになりたい
・教育の場や、トリートメント時にブレンドの知識を活かしたい

### アロマハンドセラピスト

安全にアロマテラピーを行うための知識を持ち、第三者にアロマハンドトリートメントを提供できる能力を認定する資格です。

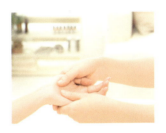

**こんな人におすすめ**
・家族や周囲の人々に自信を持ってアロマハンドトリートメントをしたい
・ボランティアや地域活動、AEAJ主催イベントなどでアロマハンドトリートメントを行いたい

### アロマテラピーインストラクター

アロマテラピー教育のスペシャリストとして、安全なアロマテラピーの実践方法を一般の方に教授できる能力を認定する資格です。

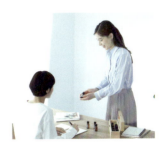

**こんな人におすすめ**
・一般の人にアロマテラピーの楽しさや実践法を教えたい
・アロマテラピースクールやカルチャー教室で講師活動をしたい
・アロマテラピーボランティアや香育を実施したい

### アロマセラピスト

プロのアロマセラピストとして、一般の方にアロマテラピートリートメントやコンサルテーションを実践できる能力を認定する資格です。

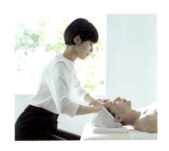

**こんな人におすすめ**
・アロマセラピストとしてサロン勤務・経営がしたい
・病院や施設などで、アロマテラピートリートメントを行いたい
・一般の人に全身アロマテラピートリートメントを行いたい

# 公益社団法人 日本アロマ環境協会（AEAJ）について

AEAJは内閣府に公益認定された、アロマテラピー関連で唯一の公益法人。
植物の香りを用いた「アロマテラピー」を通じて人々の心身の健康に寄与することを目的に、
アロマテラピーの普及・調査・研究などの活動を行っています。その一環として、
アロマテラピー検定をはじめとした各種資格認定による、正しい知識と技能を持った人材育成に取り組んでいます。
また、自然の香りある豊かな環境（アロマ環境）を未来につなぐため、環境カオリスタ検定や香育など、
自然環境の保全・創造に向けた取り組みも推進しています。

## ＜事業内容＞

- 安全なアロマテラピーを実践できる人材の育成（各種資格認定）
- AEAJ認定スクール制度の運営
- AEAJ会員の活動支援・サービス提供
- AEAJ表示基準適合精油認定制度の運営
- 学術調査研究、アロマサイエンス研究所
- 環境カオリスタの育成
- 香育の普及

## ＜AEAJ会員の特典＞

- AEAJ発行書籍・DVDの割引購入
- AEAJ発行パンフレットの無料配布
- ショップ、サロン、スクールでの優待
- サロン予約サイトへの割引掲載
- AEAJ主催イベントへの参加優遇、会員限定イベントへの参加
- イベントでのスタッフ体験
- セミナーや動画の閲覧
- アロマテラピー保険（アロマテラピー賠償責任補償制度）への自動加入
- 学校香育、ボランティア活動、学術研究などの各種サポート制度
- 機関誌『AEAJ』（年4回）の無料定期配布

など

## ＜入会方法＞

インターネットにてお手続きいただけます。
「AEAJマイページ」に新規ご登録の上、ご入会ください。

AEAJマイページの新規ご登録

- 年齢・性別・資格の有無などにかかわらず、どなたでも入会することができます。
- 詳しくはAEAJ公式サイト内「入会のご案内」をご覧ください。　www.aromakankyo.or.jp　｜ AEAJ入会 ｜検索

| 会費 |  | 入会金 | 年会費 |
|---|---|---|---|
|  | 個人正会員 | 10,000円 | 12,000円 |
|  | 法人正会員 | 300,000円 | 60,000円 |

※ご入会の時期により初年度の年会費が変わります。

# AEAJ公式サイト・SNSのご案内

AEAJ公式サイト、公式SNSには、最新ニュース、イベント情報はもちろん、アロマテラピーに関するさまざまな情報が盛りだくさん。ぜひご活用ください。

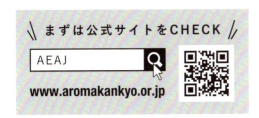

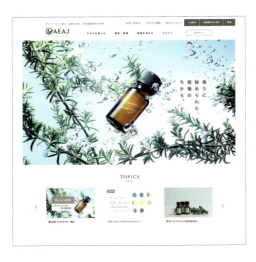

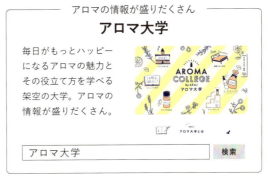

アロマの情報が盛りだくさん
## アロマ大学
毎日がもっとハッピーになるアロマの魅力とその役立て方を学べる架空の大学。アロマの情報が盛りだくさん。

| アロマ大学 | 検索 |

アロマの調査・研究
## アロマサイエンス研究所
アロマテラピーに関するさまざまな研究・調査をご紹介しています。

| アロマサイエンス研究所 | 検索 |

アロマの講師・セラピストの紹介
## AEAJアロマスペシャリストサーチ
AEAJの資格を活かして活動したい会員の方々と、アロマの講師やセラピストを探す企業・団体のマッチングサイト。

| アロマスペシャリストサーチ | 検索 |

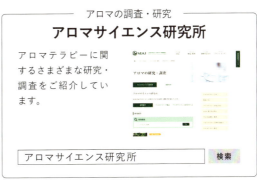

アロマの資格を活かして輝く人のインタビューサイト
## アロマの現場
全国各地で活躍するアロマテラピーのスペシャリストをご紹介しています。

| アロマの現場 | 検索 |

### 公式SNSでも情報発信中！
公式 facebook　www.facebook.com/aromakankyo
公式 twitter　　twitter.com/aromakankyo
公式 Instagram　www.instagram.com/aromakankyo_aeaj/
公式 LINE　　　https://lin.ee/jWZABAO

# 索引

（五十音順）

**あ行**

| | |
|---|---|
| アウターケア | 14 |
| 悪玉菌 | 30 |
| アサイー | 98 |
| アルガン（油） | 75、84 |
| アルテア | 72 |
| アレルギー | 20、97 |
| アロエベラ | 72 |
| アロマテラピー | 57、59、60、70、73、96 |
| 一汁三菜 | 27 |
| インナーケア | 13、14 |
| ウコン | 99 |
| うずくまり呼吸 | 91 |
| 温州みかん | 100 |
| 栄養素 | 24、25 |
| エストロゲン | 18、19、20、39 |
| NMF（天然保湿因子） | 65 |
| エラスチン | 65、66、68 |
| エルダーフラワー | 101 |
| 黄体期 | 19 |
| オメガ脂肪酸 | 36 |
| オリーブ（油） | 75、83、85 |
| 温活 | 32 |

**か行**

| | |
|---|---|
| 角質層 | 65 |
| 合掌呼吸 | 91 |
| 活性酸素 | 66 |
| 顆粒層 | 65 |
| カレンデュラ（エキス） | 73、84 |
| 甘草 | 97、102 |
| 基礎代謝 | 31 |
| 基底層 | 65 |
| 嗅覚 | 92 |
| 胸式呼吸 | 88、89 |
| クコ | 103 |
| クローブ | 104 |
| 月経周期 | 19 |
| 月桃 | 105 |
| ケラチン | 78 |
| 交感神経 | 18、21、47、56、57、89 |
| 恒常性 | 17 |
| 甲状腺ホルモン | 18 |
| 更年期 | 20 |
| 五感 | 92、93 |
| 5大栄養素 | 24、25 |
| ごぼう | 106 |
| 五味五色五法 | 27 |
| コラーゲン | 65、66、68、97 |

**さ行**

| | |
|---|---|
| サーカディアンリズム（概日リズム） | 45、47 |
| 細胞間脂質 | 65 |
| サフラン | 107 |
| 酸化 | 34、66、75 |
| 3大栄養素 | 24 |
| シアーバター | 75、84 |
| GI値 | 35 |
| 視覚 | 92 |
| 脂質 | 24、25、30 |
| 思春期 | 20 |
| ジャーマンカモミール | 74 |
| 旬 | 27 |
| しょうが | 108 |
| 精進料理 | 35 |
| 食事バランスガイド | 26 |
| 植物エキス | 71、72 |
| 植物脂 | 75 |
| 植物油 | 70、75 |
| 植物油脂 | 71 |
| 植物ロウ | 75 |
| 食物繊維 | 24、25、28、29、30、35、41、42、98 |
| 女性ホルモン | 18、19、20、24 |
| 触覚 | 92 |
| 自律神経系 | 17、18、21、56 |
| 真皮 | 65 |
| 森林浴 | 60 |
| 睡眠五感 | 47 |
| すぎな | 109 |
| ストレス | 16、17、21、30、56、57、60、64、65、67、93、117 |
| ストレッサー | 16 |
| 成熟期 | 20 |
| 成長ホルモン | 18、44、45、48 |
| 成分表示 | 76 |
| 精油 | 59、70、71、73、74、82、83、84、85 |
| セージ | 110 |
| ゼラニウム（精油） | 74、82、84、85 |
| セラミド | 65 |
| セロトニン | 45、47 |
| 禅 | 93 |
| 善玉菌 | 30 |
| セントジョーンズワート | 72 |

**た行**

| | |
|---|---|
| ターンオーバー | 65、66、68 |
| 体液 | 48 |
| タイム | 111 |
| WHO | 11 |
| 炭水化物 | 24、25、26、34、35 |
| ダンデライオン | 60 |
| たんぱく質 | 13、24、25、26、27、30、34、47、67、78、79、81、97 |
| チャ | 112 |
| 聴覚 | 92 |
| 腸活 | 32 |
| 朝鮮人参 | 113 |
| 腸内環境 | 30 |
| 腸内フローラ | 30 |
| チロシナーゼ | 66 |
| 月見草 | 114 |
| ティートリー（精油） | 74、83、85 |
| 糖化 | 34、67 |
| 糖質 | 25、30、34 |
| トリプトファン | 47 |

**な行**

| | |
|---|---|
| 内分泌系 | 17、18、21、56 |
| ナツメグ | 115 |
| ネロリ | 74、83 |
| ノンレム睡眠 | 45 |

**は行**

| | |
|---|---|
| ハーブティー | 60 |
| ハイビスカス | 60 |
| ハトムギ | 73、84、85 |
| ハマメリス | 73 |
| ヒアルロン酸 | 65、68 |
| 皮下組織 | 65 |
| 光老化 | 66 |
| 皮脂膜 | 65 |
| ビタミン | 13、24、25、26、30、34、39、40、41、57、81、98、110 |
| 表皮 | 65 |
| フィトケミカル | 25、34 |
| 副交感神経 | 18、21、56、89 |
| 腹式呼吸 | 88、89 |
| 副腎皮質ホルモン | 18、45 |
| 不飽和脂肪酸 | 36、75 |
| フランキンセンス | 74、83、84 |
| プロゲステロン（精油） | 18、19 |
| ペパーミント | 116 |
| 便秘 | 30 |
| 芳香蒸留水 | 71、73、74、82、83 |

| | |
|---|---|
| 芳香浴法 | 59 |
| 飽和脂肪酸 | 36、75 |
| ホーリーバジル | 117 |
| ホホバ（油） | 75、83、84、85 |
| ホメオスタシス | 17、18、21、45、56 |
| ホルモン | 17、18、44、73、81 |

**ま行**

| | |
|---|---|
| マインドフルネス | 93 |
| マクロビ | 35 |
| 味覚 | 92 |
| ミネラル | 13、24、25、26、34、41、111 |
| むくみ | 48、49、68、70 |
| メラトニン | 45、47 |
| メラニン色素 | 66、79 |
| メラノサイト | 66 |
| 免疫系 | 17、20、21、56 |
| 毛幹 | 78 |
| 毛根 | 78 |
| 毛小皮（キューティクル） | 79 |
| 毛髄質（メデュラ） | 79 |
| 毛乳頭 | 78 |
| 毛皮質（コルテックス） | 79 |
| 毛母細胞 | 78 |
| 沐浴法 | 59 |

**や行**

| | |
|---|---|
| 薬膳 | 35 |
| ヤロウ | 72 |
| 有棘層 | 65 |
| UVA | 66 |
| UVB | 66 |
| 柚子 | 118 |
| ヨガ | 93 |
| よもぎ | 119 |

**ら行**

| | |
|---|---|
| ライフステージ | 20 |
| ラベンダー（精油） | 74、83、84、85 |
| 卵胞期 | 19 |
| リトリート | 93 |
| リンデン | 60 |
| リンパ液 | 48、49 |
| レム睡眠 | 45 |
| レモンバーベナ | 120 |
| 老年期 | 20 |
| ローズ | 74 |
| ローズヒップ | 121 |
| ローズマリー | 73 |

## 参考文献

**書籍**

・『新訂 原色牧野和漢薬草大図鑑』岡田稔 新訂監修／三橋博 旧版監修　北隆館／(2002年)
・『薬用植物学　改訂第7版』水野瑞夫 監修　南江堂(2013年)
・『天然食品・薬品・香粧品の事典』小林彰夫・齋藤洋 監訳　朝倉書店 (1999年)
・『エビデンスに基づくハーブ&サプリメント事典』エードリアン・フー・バーマン著、橋詰直孝 監訳　南江堂 (2008年)
・『化粧品成分ガイド　第6版』宇山侊男・岡部美代治・久光一誠　フレグランスジャーナル社 (2015年)

**WEBサイト**

・「健康食品」の安全性・有効性情報 (国立研究開発法人 医薬基盤・健康・栄養研究所)
https://hfnet.nibiohn.go.jp
・「食事バランスガイド」(農林水産省)
http://www.maff.go.jp/j/balance_guide/
・「自然オーガニック指数表示」(日本化粧品工業連合会)
https://www.jcia.org/user/public/organic
・「The Plant List」
http://www.theplantlist.org
・「BG Plants 和名―学名インデックス(Y List)」(米倉浩司・梶田忠2003-)
http://ylist.info

---

# ナチュラルビューティスタイリスト検定　公式テキスト

平成30年11月20日　第1刷発行
令和4年7月31日　第7刷発行

編著者　公益社団法人 日本アロマ環境協会

発行所　公益社団法人 日本アロマ環境協会
　　　　〒151-0051　東京都渋谷区千駄ヶ谷五丁目21番12号 S-FRONT代々木 7階

発売元　株式会社主婦の友社
　　　　〒141-0021　東京都品川区上大崎3-1-1 目黒セントラルスクエア
　　　　電話03-5280-7551 (販売)

印刷所　大日本印刷株式会社

©Aroma Environment Association of Japan 2018 Printed in Japan
ISBN978-4-07-340055-4

Ⓡ〈日本複製権センター委託出版物〉
本書を無断で複写複製(電子化を含む)することは、著作権法上の例外を除き、禁じられています。本書をコピーされる場合は、事前に公益社団法人日本複製権センター(JRRC)の許諾を受けてください。
また本書を代行業者等の第三者に依頼してスキャンやデジタル化することは、たとえ個人や家庭内での利用であっても一切認められておりません。
JRRC〈https://jrrc.or.jp eメール:jrrc_info@jrrc.or.jp 電話:03-6809-1281〉

■印刷・製本など製造上の不良がございましたら、主婦の友社(電話 03-5280-7537)にご連絡ください。
■本書の内容に関するお問い合わせは、
　公益社団法人 日本アロマ環境協会(beauty@aromakankyo.or.jp)まで。